抗抑郁药物停用的管理和策略

原　著　**Giovanni A. Fava**

主　译　王红星

译　者　（按姓氏拼音排序）

金秀坤　首都医科大学宣武医院

冷海霞　首都医科大学宣武医院

刘晓蕾　昆明医科大学第一附属医院

彭　茂　首都医科大学宣武医院

王　晃　首都医科大学宣武医院

王　特　长沙市中心医院（南华大学附属长沙中心医院）

王红星　首都医科大学宣武医院

薛　青　首都医科大学宣武医院

张盼盼　濮阳市人民医院

赵文凤　首都医科大学宣武医院

郑晓磊　山东大学第二医院

人民卫生出版社

·北　京·

版权所有，侵权必究！

图书在版编目（CIP）数据

抗抑郁药物停用的管理和策略 /（意）吉奥瓦尼·法瓦（Giovanni A. Fava）原著；王红星主译 . -- 北京 ：人民卫生出版社，2024. 6. -- ISBN 978-7-117-36322-8

Ⅰ. R749.405

中国国家版本馆 CIP 数据核字第 2024QP7214 号

人卫智网	www.ipmph.com	医学教育、学术、考试、健康，购书智慧智能综合服务平台
人卫官网	www.pmph.com	人卫官方资讯发布平台

图字：01-2022-3556 号

抗抑郁药物停用的管理和策略

Kang Yiyu Yaowu Tingyong de Guanli he Celüe

主　　译：王红星
出版发行：人民卫生出版社（中继线 010-59780011）
地　　址：北京市朝阳区潘家园南里 19 号
邮　　编：100021
E - mail：pmph @ pmph.com
购书热线：010-59787592　010-59787584　010-65264830
印　　刷：北京瑞禾彩色印刷有限公司
经　　销：新华书店
开　　本：710×1000　1/16　印张：9　字数：147 千字
版　　次：2024 年 6 月第 1 版
印　　次：2024 年 7 月第 1 次印刷
标准书号：ISBN 978-7-117-36322-8
定　　价：40.00 元

打击盗版举报电话：010-59787491　E-mail：WQ @ pmph.com
质量问题联系电话：010-59787234　E-mail：zhiliang @ pmph.com
数字融合服务电话：4001118166　E-mail：zengzhi @ pmph.com

英文版前言

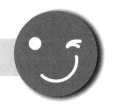

　　现有文献中有关停止服用抗抑郁药可能引起的相关临床问题常常被忽略。患者因停止服用抗抑郁药物所经历的撤药综合征中的躯体痛苦和精神痛苦尚未得到适当的医疗照护，因此常常不得不在相关网站、团体、协会等去寻求相应的进一步诊治。然而，相关网站、团体和协会却无法提供患者所需的医疗需求。本书试图填补这一空白。本书根据现有文献和作者丰富的临床经验，详细介绍了在抗抑郁药物停用时进行评估和科学管理的策略。

　　本书中大多数临床经验来自情感障碍项目的成员，在此表示感谢，具体包括：Nicoletta Sonino（内科和内分泌学专家），Chiara Rafanelli 和 Anna Rita Raffi（精神病学和心理治疗专家），Carlotta Belaise、Jenny Guidi、Laura Staccini 和 Elena Tomba（心理和心理治疗专家）。特别是 Jenny Guidi、Fiammetta Cosci 和 Nicoletta Sonino 给出了重要的建议和反馈。另一个重要的贡献来自 Guy Chouinard，其提供了重要见解。此外，还要感谢 Giada Benasi、Danilo Carrozzino、Marcella Lucente、Emanuela Offidani 和 Chiara Patierno 所提供的帮助和支持。

译 者 前 言

　　本书是国际著名精神病学家 Giovanni A. Fava 的又一临床大作。之所以说是大作,是因为主编不仅师出名门——其是 George Engel(1913—1999 年,生物 - 心理 - 社会医学模式的提出者)的学生,而且也是一位一以贯之实践生物 - 心理 - 社会医学模式的精神病学家,更是一位思想深邃的创新型医学家。主编面对现有精神病学领域尚未能解决的临床问题,结合患者需求,提出了能够解决患者临床问题的知识、规范和见解。

　　本书是主编一贯思想的延续。针对临床上常见但又容易忽视的"如何停用抗抑郁药物"这一现实问题,结合大量文献以及自己团队的实践经验,提出了独特的解决方法。本书向同行展示了临床上如何识别因停止服用抗抑郁药物而出现的躯体症状和撤药反应,教授同行如何应用非药物方法——幸福感疗法(Well-Being therapy)来帮助患者逐渐停止服用抗抑郁药物。主编提出了不一样的治疗观点,乃至用"变革"来阐述其所思所想,以期能够帮助服用抗抑郁药物的患者顺利停药。

　　吃药容易,停药难。停止服用抗抑郁药物的过程是一个煎熬且艰巨的挑战。在此过程中出现的各种躯体症状和撤药反应,医患双方如何早期识别和早期干预,直至完全停药,这是一个临床上最普遍和最基本的诊疗问题,也是最重要的现实问题。

　　Fava 教授是一位令我尊重和欣赏的学者,其才华横溢。我赞同 Fava 的诸多观点,力求在翻译和校对过程中与其所表达的意思完全一致。为了便于读者理解原意,我在书中保留了个别英文单词,以避免因翻译所造成的歧义。

　　希望本书能够启发读者,造福患者。

　　因本人学识有限,书中也许有翻译错误的地方,希望读者不吝赐教。

首都医科大学宣武医院

国家神经疾病医学中心

国家老年疾病临床医学研究中心

王红星

2024 年 1 月

本书信息不能代替医生的建议。每一个体的健康问题均应由具有资质的专业人士来评估。

目　录

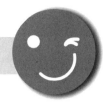

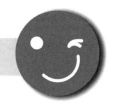

BZ，benzodiazepine，苯二氮䓬类药物

CBT，cognitive-behavioral therapy，认知行为疗法

DCPR，Diagnostic Criteria for Psychosomatic Research，心身研究的诊断标准

DESS，Discontinuation-Emergent Signs and Symptoms (questionnaire)，停药 - 出现体征症状（问卷）

DSM，Diagnostic and Statistical Manual of Mental Disorders，精神疾病诊断与统计手册

EBM，evidence-based medicine，循证医学

FDA，Food and Drug Administration，美国食品药品监督管理局

MAO，monoamine oxidase，单胺氧化酶

MBE，medicine-based evidence，医学证据

MPQ，Mental Pain Questionnaire，精神痛苦问卷

PSSD，post-SSRI sexual dysfunction，SSRI 撤药后性功能障碍综合征

PTSD，post-traumatic stress disorder，创伤后应激障碍

RCT，randomized controlled trial，随机对照试验

SNRI，serotonin-noradrenaline reuptake inhibitor，5- 羟色胺 - 去甲肾上腺素再摄取抑制剂

SSRI，selective serotonin reuptake inhibitor，选择性 5- 羟色胺再摄取抑制剂

STAR*D，Sequenced Treatment Alternatives to Relieve Depression，抑郁症序贯治疗研究

TCA，tricyclic antidepressant，三环类抗抑郁药

WBT，Well-Being therapy，幸福感疗法

第1章 深入了解问题

本章描述了在文献和临床实践中,当抗抑郁药物逐渐减量和/或抗抑郁药物停药后出现的戒断综合征的问题。与其他精神药物不同,抗抑郁药物的撤药反应(withdrawal reactions)应称为停药综合征(discontinuation syndromes),以避免与其他精神药物所引起的依赖性问题(dependence)相混淆。既往内科医生和患者通常认为:仅仅是因为突然停止服用抗抑郁药物时会出现这些问题,且有症状出现时就须立刻再次给予抗抑郁药物治疗。

关键词:抗抑郁药物;苯二氮䓬类药物;利益冲突;停药综合征;撤药

四十多年前,当我在意大利进行精神病学住院医师培训时,抑郁症是一种特别吸引我注意的精神疾病。1980 年,我决定前往美国新墨西哥州的 Albuquerque 去继续探究我感兴趣的抑郁症,随后我在纽约州的 Buffalo 建立了抑郁症治疗单元。那时,我确信抑郁症本质上是一种发作性障碍,针对抑郁症存在有效的治疗方法(抗抑郁药物),其慢性化病程本质上是诊断和治疗不足的结果。尽管当时该领域几乎所有专家都认同这一观点,但今天,如果我再思考当时的观点,我才发现那时的我思想幼稚且临床经验匮乏。现在我们已经意识到,抑郁症本质上是一种慢性障碍,在其病程中会出现多次急性发作[1]。

在美国工作期间,我对抑郁症仅有一个横断面的分析(我仅在医院接诊和治疗患者,随访非常有限)。但是,在 20 世纪 80 年代末,当我决定回到意大利 Bologna 大学建立了一个门诊并有随访机会时,事情看起来就完全不同了。一些我用抗抑郁药物治疗过的患者,且诊断他们已处于临床完全痊愈状态(remission),但一段时间后其抑郁状态再次复发(relapse)了。那我究竟是哪里错了?

与此同时,越来越多的研究指出,抑郁症的药物治疗并不能解决所有的问题,尽管抑郁症经过抗抑郁药物治疗后有了实质性的改善,但大量的残留症状依然存在[2]。这些症状主要是焦虑和易怒,并与个体功能受损有关。大多数残留症状也出现在疾病的前驱期,并可能发展为复发的前驱症状[2]。因此,在 20 世纪 90 年代,我设计了一种不同于当前方法的治疗策略:序贯治疗模型[3]。这是一种两阶段的强化治疗方法,即采用一种治疗方法(心理疗法)来改善另一种治疗方法(药物疗法)无法干预的症状。这种方法的基本原理是当心理治疗方法最有可能对患者的身心健康做出独特贡献,并通过处理残留症状来实现个体更彻底康复时,就采用心理治疗策略[3]。序贯治疗设计不同于延长对急性发作有临床疗效(response)的维持治疗策略,也不同于对一线治疗缺乏有效(response)而采取的增效治疗或转换治疗策略。

20 世纪 90 年代,我设计并进行了两项关于抑郁症序贯治疗模型的随机对照试验(RCT)。其中一项试验,一组是急性发作期予以药物治疗后,紧接着给予一种改良的认知行为治疗;另一组是临床管理(即花在患者身上的时间相同,但没有特定的干预或指定作业),而抗抑郁药物逐渐减少并停止使用[4,5]。使用的药物大多是三环类抗抑郁药(TCA)。在使用 TCA 中很快发现了停用 TCA 后出现撤药症状[6],因此我意识到在逐渐减少或停用 TCA 后可能会出现撤药症状[7]。根据临床经验,我制定了以下方案:每隔一周以尽可能慢的速度减少抗抑郁药的用量。例如,如果一名患者在服用了 150mg 阿米替林后病情达到临床痊愈(remission),则以每隔一周 25mg 的速度逐渐减少,直到停药。同时每两周为患者提供一次心理治疗,这样就可以在心理治疗过程中监测和管理停药进程。我治疗的 88 名纳入试验的患者[4,5],只有 8 例由于再次出现抑郁情绪而停止减量(其中 6 例减量患者在该项研究结束的几个月后成功停用抗抑郁药物)。我提醒患者,如果他们察觉到自己所定义的"步骤"(即心理状态与之前相比有质的区别时),就告知我。所有病例中没有观察到撤药症状。因此,在减药的阶段,抗抑郁药物逐渐减少和停用似乎不太可能引起依赖和撤药症状。

另一项 RCT 试验[8],20 例正在服用苯二氮䓬类药物(BZ)的惊恐障碍和广场恐怖症患者已通过标准化的行为疗法成功治疗,其 BZ 药物逐渐减少并停用。该研究的设计是,排除再次出现焦虑障碍干扰的情况下,分析撤药症状。16 例患者成功停药,但 13 例出现撤药症状,另外 4

例患者不能停药。当时我就明白了，TCA 和 BZ 在依赖性方面有很大的不同。

第二代抗抑郁药的出现

随着选择性 5- 羟色胺再摄取抑制剂（SSRI）的出现，临床上出现了完全不同于既往仅有 TCA 和 BZ 药物的情况，开始面临逐渐减少和停用 SSRI 药物伴随的撤药综合征。我的第一次经历就是一次警钟[9]。

Alan 是一名 43 岁的高管，有 4 个月的重度抑郁发作史，给予其每天 40mg 帕罗西汀治疗。Alan 对药物只有部分反应，因此被转介给我使用"某些更强的"药物。确实，我认为 TCA 中的地昔帕明可以获得更好的效果。于是，我将帕罗西汀减量至 20mg，并在 3 天之后，改用初始剂量为每天 50mg 的地昔帕明。在接受了一周地昔帕明治疗后（增量至每天 100mg），Alan 打电话给我，要求紧急见面。他不想在电话里预谈论任何事情，但我看出他非常担心。他只是说："我不能再这样度过一个晚上了。"我当天就见到了他。他说他经历了严重的眩晕、步态不稳、全身不适、肌肉疼痛和入睡前的视觉幻觉（几何图案、抽象形状或电影中的入睡场景）。Alan 吓坏了，"这是怎么回事？"他问我。我当时有一种 Alan 有器质性疾病的感觉，但 Alan 否认服用过其他药物或任何毒品，我觉得他说的是真的。我想知道 Alan 患有什么内科疾病，但其没有发热或其他症状。我给他做了体检，结果全部为阴性。于是我试着安慰他，说这些只是暂时因为药物变化太快而导致的副作用。地昔帕明降至每天 25mg，3 天后停用。我希望患者停止服用任何药物，新的症状超过 10 天才消失。在那个时候，我又开始应用地昔帕明，并逐渐增加到每天 150mg。4 周后，这一方案对 Alan 完全有效，并且所有撤药症状都消失了。

关于 Alan，我也想知道发生了什么。我查阅相关文献，发现了两篇类似的以"快报（letter）"形式发表的案例，记录了帕罗西汀停药后的戒断症状，尽管没有那么严重[10,11]。其中一例患者[11]，使用氟西汀后终止了帕罗西汀的撤药效应，这表明撤药综合征可能是 5- 羟色胺（5-HT）介导的。Dilsaver[7] 假设撤药症状可能是由胆碱能机制介导的，但在 Alan 的案例中，由于地昔帕明和帕罗西汀有近似相等的毒蕈碱胆碱能受体结合力，所以排除了这种机制[12]。

　　在 Alan 案例之后，我认为应该更加谨慎地减少 SSRI 用量，使用在序贯治疗研究中应用于 TCA 的方法，最少每隔一周减少药量[4,5]。然而，尽管所有类型的 SSRI 都被提示会出现撤药症状，但也不是所有患者都发生。当时相关病例报告的文献有很多，其中有一篇文献报告的案例，通过双盲对照研究总结的评论中，提醒临床医生撤药症状可能会在停用 SSRI、5-HT 和去甲肾上腺素再摄取抑制剂（SNRI）（如文拉法辛）后出现，这与当时其他几篇综述的结论一致[13-17]。

　　然而，在 20 世纪 90 年代和 21 世纪的前十年，制药企业强烈想要淡化停用 SSRI 和 SNRI 的撤药症状。商业计划是将 SSRI 和 SNRI 的使用从抑郁症扩大到其他精神疾病（特别是焦虑症），并尽可能延长药物的使用时间。意识到使用这些药物会产生依赖性与企业的这种策略／计划背道而驰。撤药反应很快被重新命名为"停药综合征"，就好像它们不同于已知的其他精神药物，如 BZ，尽管没有证据支持这些药物的依赖性是不同的。医生和患者都被告知：只有在突然停止服用抗抑郁药物时，问题才会显现出来；如果出现症状，必须将其视为复发的迹象，并立即重新服用抗抑郁药物。

　　许多临床医生在临床实践中，都能够发现由制药行业及其专家制定的药物临床使用方法的错误。然而，我怀疑他们不愿意说是因为科学文献有限，除了少数文献外，多数都是赞扬。

临床研究的见解

　　我和我的研究小组讨论了这些问题。与我的同事 Chiara Rafanelli 一起设计了一项研究，该研究类似于停止使用 BZ[8] 以测试在惊恐障碍和广场恐惧症患者中停用 SSRI 的可行性。我再次治疗了所有患者。20 例正在服用 SSRI 的受试者已成功接受了基于暴露作业的标准化行为方案的治疗，他们的药物逐渐减少并停用[18]。我们认为有停用 SSRI 的最佳条件：患者经历了一种与持久效果相关的心理治疗后不再惊恐发作[19]，他们得到了个人关注，并有机会阐述和讨论任何可能出现的症状。我负责心理治疗和药物治疗的部分，然而结果令人失望。9 例患者（45%）出现戒断综合征，除 3 例服用帕罗西汀的患者外，其余患者均在 1 个月内消退。这 3 例患者出现了他们从未经历过的环性心境障碍，并出现了之后被定义为持续性撤药后障碍（persistent postwithdrawal disorder）的综合征[20]，即撤药症状的延长，和／或更强烈的原始症状的重现，和／或与新出现的精神障碍相关的附加症状。3 例患者都接受了氯硝西泮治疗：第 1 例反应良好；第 2 例效果非常有限，且当再次使用帕罗西汀时症状消退；第 3 例服用氯硝西泮无改善，症状持续 3 年才消退（患者拒绝再次服用帕罗西汀）。服用 BZ 药物的患者没有发生类似的情况，停用 BZ 后患者焦虑有所改善[8]，这与已发表的文献一致[21]。

我们的结果与主流观点所宣扬的情况形成了鲜明对比。根据我的经验，在已临床治愈的患者（remitted patients）中，即使药物很缓慢地减量，撤药症状也可能出现，几乎一半的患者症状严重，而且不一定会在 2~3 周内消失。由此可见，许多患者停用抗抑郁药物的过程是一个痛苦的挣扎过程。因此，很多患者会害怕停用抗抑郁药物。那么对于一个想要独自找到停用抗抑郁药物方法的患者来说，情况又会如何呢？研究中的一些患者告诉我，如果我没有向他们解释这种现象的暂时性（我是他们信任的人，帮助他们摆脱了广场恐惧症），他们可能会放弃停药的尝试。然而，我们团队的研究结果只是发表在 2007 年《精神药理学杂志》上的一篇简短报告[18]，无法与大量的宣传、主流期刊上的评论、会议上的讲座和座谈会竞争。

加拿大 Montreal 的 Guy Chouinard 研究小组预测了撤药症状的持续存在和出现新临床症状[22]。在我们的研究成果出版几个月后[18]，他写信告诉我希望在意大利与我见面。我认为这是一个极好的机会，我非常钦佩他作为临床药理学家的开创性工作（他介绍了许多精神药物的临床使用，包括氟西汀和氯硝西泮），钦佩他的创造力、严谨的方法论和学术诚信。他住在离意大利 Bologna 不远的 Parma，我乘火车前往。他在火车站等我，我们在附近的咖啡厅花了大约一个小时分享各自的观点。听到我不是唯一一个提出关于 SSRI 和 SNRI 会出现撤药现象的假设后，我感到很欣慰。遗憾的是，我很快就得赶火车回来，但我们开始了合作和友谊，这对接下来几年的发展至关重要。我很幸运，因为 Guy Chouinard 能有频繁访问意大利的机会。那天晚上我坐火车回到 Bologna，一直在重复想 Alan 问我的问题"这是怎么回事？"。我觉得作为医生和学者，我们有义务提供一个答案，无论要付出多大的个人代价。

我完全清楚这场战斗将会如何进行。20 年前，我主编的杂志 *Psychotherapy and Psychosomatics* 就预见了当前的医疗形势，这种形势被企业利益所主导,导致自我选择的学术寡头(特殊利益集团)影响了临床和科学信息[23]。特殊利益集团的成员拥有财政权力和彼此之间的密切联系,可系统性地防止可能与其利益相冲突的数据传播。企业与医学学术相融合,形成了一种不利于临床研究客观报道的不健康联盟,包括召开学术会议和座谈会,以把参与者卖给赞助商为特定目的,并在实质上控制期刊、医学协会和相关基金会(通过直接支持和/或广告)[24]。这种现象在包括精神病学在内的所有医学学科中都起了作用[25]。我们质疑当时的观点,建立了一种反主流文化,但我决心接受挑战。

(王红星)

参考文献

[1] FAVA G A, TOMBA E, GRANDI S. The road to recovery from depression [J]. Psychother Psychosom, 2007, 76 (5): 260-265.

[2] FAVA G A, KELLNER R. Prodromal symptoms in affective disorders [J]. Am J Psychiatry, 1991, 148 (7): 823-830.

[3] FAVA G A. Sequential treatment: a new way of integrating pharmacotherapy and psychotherapy [J]. Psychother Psychosom, 1999, 68 (5): 227-229.

[4] FAVA G A, GRANDI S, ZIELEZNY M, et al. Cognitive behavioral treatment of residual symptoms in primary major depressive disorder [J]. Am J Psychiatry, 1994, 151 (9): 1295-1299.

[5] FAVA G A, RAFANELLI C, GRANDI S, et al. Prevention of recurrent depression with cognitive behavioral therapy: preliminary findings [J]. Arch Gen Psychiatry, 1998, 55 (9): 816-820.

[6] KRAMER J C, KLEIN D F, FINK M. Withdrawal symptoms following dicontinuation of imipramine therapy [J]. Am J Psychiatry, 1961 (118): 549-550.

[7] DILSAVER S C. Heterocyclic antidepressant, monoamine oxidase inhibitor and neuroleptic withdrawal phenomena [J]. Prog Neuro-psychopharmacol Biol Psychiatry, 1990, 14 (2): 137-161.

[8] FAVA G A, GRANDI S, BELLUARDO P, et al. Benzodiazepines and anxiety sensitivity in panic disorder [J]. Prog Neuro-psychopharmacol Biol Psychiatry, 1994, 18 (7): 1163-1168.

[9] FAVA G A, GRANDI S. Withdrawal syndromes after paroxetine and sertraline

discontinuation[J]. J Clin Psychopharmacol, 1995, 15 (5): 374-375.

[10] BARR L C, GOODMAN W K, PRICE L H. Physical symptoms associated with paroxetine discontinuation[J]. Am J Psychiatry, 1994, 151 (2): 289.

[11] KEUTHEN N J, CYR P, RICCIARDI J A, et al. Medication withdrawal symptoms in obsessive-compulsive disorder patients treated with paroxetine[J]. J Clin Psychopharmacol, 1994, 14 (3): 206-207.

[12] THOMAS D R, NELSON D R, JOHNSON A M. Biochemical effects of the antidepressant paroxetine, a specific 5-hydroxytryptamine uptake inhibitor[J]. Psychopharmacology (Berl), 1987, 93 (2): 193-200.

[13] LEJOYEUX M, ADÈS J. Antidepressant discontinuation: a review of the literature[J]. J Clin Psychiatry, 1997, 58 (Suppl 7): 11-15, 16.

[14] ZAJECKA J, TRACY K A, MITCHELL S. Discontinuation symptoms after treatment with serotonin reuptake inhibitors: a literature review[J]. J Clin Psychiatry, 1997, 58 (7): 291-297.

[15] HADDAD P M. Antidepressant discontinuation syndromes[J]. Drug Saf, 2001, 24 (3): 183-197.

[16] SCHATZBERG A F, BLIER P, DELGADO P L, et al. Antidepressant discontinuation syndrome: consensus panel recommendations for clinical management and additional research[J]. J Clin Psychiatry, 2006, 67 (Suppl 4): 27-30.

[17] WARNER C H, BOBO W, WARNER C, et al. Antidepressant discontinuation syndrome[J]. Am Fam Physician, 2006, 74 (3): 449-456.

[18] FAVA G A, BERNARDI M, TOMBA E, et al. Effects of gradual discontinuation of selective serotonin reuptake inhibitors in panic disorder with agoraphobia[J]. Int J Neuropsychopharmacol, 2007, 10 (6): 835-838.

[19] FAVA G A, RAFANELLI C, GRANDI S, et al. Long-term outcome of panic disorder with agoraphobia treated by exposure[J]. Psychol Med, 2001, 31 (5): 891-898.

[20] CHOUINARD G, CHOUINARD V A. New classification of selective serotonin reuptake inhibitor withdrawal[J]. Psychother Psychosom, 2015, 84 (2): 63-71.

[21] RICKELS K, SCHWEIZER E, CASE W G, et al. Long-term therapeutic use of benzodiazepines. I: Effects of abrupt discontinuation[J]. Arch Gen Psychiatry, 1990, 47 (10): 899-907.

[22] BHANJI N H, CHOUINARD G, KOLIVAKIS T, et al. Persistent tardive rebound panic disorder, rebound anxiety and insomnia following paroxetine withdrawal: a review of rebound-withdrawal phenomena[J]. Can J Clin Pharmacol, 2006, 13 (1): e69-e74.

[23] FAVA G A. Conflict of interest and special interest groups. The making of a counter

culture［J］. Psychother Psychosom, 2001, 70（1）: 1-5.

［24］FAVA G A. The hidden costs of financial conflicts of interest in medicine［J］. Psychother Psychosom, 2016, 85（2）: 65-70.

［25］WHITAKER R, COSGROVE L. Psychiatry under the influence［M］. New York: Palgrave MacMillan, 2015.

第2章 抗抑郁药停药相关撤药综合征的临床表现

　　抗抑郁药物的减量和停用可出现多种临床表现，许多情况已达到撤药综合征的诊断标准。选择性5-羟色胺再摄取抑制剂（SSRI）和5-羟色胺-去甲肾上腺素再摄取抑制剂（SNRI）是最常见的与这些症状相关的抗抑郁药。本章描述了撤药综合征（withdrawal syndromes）和持续性撤药后障碍（persistent postwithdrawal disorders）的诊断标准。

　　关键词：抗抑郁药物；撤药综合征；精神痛苦；持续性撤药后障碍；撤药

　　自20世纪90年代中期首次报道抗抑郁药物撤药综合征后，在之后的十年里，有关这一问题的调查研究、评论和座谈会大量出现。而这一阶段之后人们对此的兴趣明显下降，就好像"流行病"不再是公众的兴趣一样。制药行业成功地将这些临床事件最小化，并尽可能少地讨论这些问题。

　　然而，另一种现象正在出现。1998年，我收到了英国消费者协会主任 Charles Medawar 的来信。他开设了一个网站，用于收集人们对 SSRI 撤药反应的报告，并发表了这些患者对 SSRI 撤药反应经历的描述[1]。随后还有其他网站，尤如美国 Adele Framer（笔名为 Altostrata）创办的网站（http://survivingantidepressants.org），以提供关于精神药物减量、撤药和长期撤药综合征的信息和同行支持建议；Robert Whitaker 创办的网站（http://madinamerica.com），为患者和临床医生讨论在主流精神病学界鲜为触及的问题提供重要的窗口。

　　2002年，我收到了一位年轻心理学家的一封信（已发表在 *Psychotherapy and Psychosomatics* 上），信中分享了其停用帕罗西汀的经历[2]。

　　开始服药很容易。在我和女朋友分手后，我难过了好几个星期,我的

精神科医生给我开了 20mg 帕罗西汀，此后服药便成为我日常生活的一部分。

当决定停药（开始减量为 10mg）时，新情况出现了。那是一场充满激越、烦躁和躯体感觉异常的噩梦，比如"电击"感，电击的体验像一种"触电"的感觉，开始时会有模糊的眩晕感，然后会席卷我的整个身体。

撤药反应持续了 4 周，该信件在文末倡议：处方 SSRI 之前应告知患者潜在的撤药反应作为知情同意选择。

我钦佩这位年轻的心理学家有勇气分享他的经历。Guy Chouinard 决定在我的团队中一位临床心理学家 Carlotta Belaise 和其精神病学家女儿 Virginie-Anne 的帮助下，研究那些与抗抑郁药物撤药反应有关的网站[3]。尽管这些信息来源有明显的局限性（例如，受试者也可能服用了其他药物，无法获得临床评估），但是他们发现了这些症状与文献报道的症状相符，而且症状的表现和持续时间可能因人而异。他们还发现我们所报道的持续性撤药后障碍（persistent postwithdrawal disorders）很普遍[4,5]。最近的一份报告证实了这一发现[6]，该报告概述了向患者提供的信息不足、诊断和治疗撤药综合征的不足以及由此导致的患者倾向于寻求医疗保健以外的咨询，包括从网上论坛寻求咨询。

忽视专业组织和科学团体在保障患者得到恰当照护方面的一个主要后果是：经历撤药综合征带来的躯体痛苦和精神痛苦的患者不太可能得到适当的医疗照护，并被迫求助于网站、团体和协会。这些机构具有提供帮助的公认优点，但不具备专业医疗能力。

我们试图提供一些医疗帮助。令我印象深刻的是，系统评价都是对文献的选择性使用，并带有强烈的商业偏见（事实上，大多数作者都有重大的经济利益冲突）。在研究小组成员（特别是 Carlotta Belaise、Jenny Guidi、Emanuela Offidani、Giada Benasi 和 Marcella Lucente）的帮助下，我认为对相关文献进行两个系统评价（一个关于 SSRI，另一个关于 SNRI）是很重要的。"系统评价"意味着我们试图追踪和考虑所有被 PubMed 等主要数据库索引的论文，包括病例报告。当然，系统评价最终仍然是主观的，因为综合和解释的性质可能会强调某些方面而忽略其他问题。系统评价也很容易受到经济利益冲突的影响，且通常缺乏对该主题熟悉的临床专家[7]。而我们不存在经济上的利益冲突，且我们的临床工作可作为综述和解释的基础。因此，我们的论文花了两年时间才完成不足为奇。

Guy Chouinard 致力于开发诊断标准以促进对撤药综合征临床表现的识别。其得到了我们研究团队的另一位成员 Fiammetta Cosci 的支持,后者在几个重要方面做出了贡献。

撤药的临床表现

2015 年,我们发表了对 SSRI(帕罗西汀、氟西汀、舍曲林、氟伏沙明、西酞普兰、艾司西酞普兰)减量和 / 或停药后撤药症状的系统综述[8]。2018 年,发表了对 SNRI(度洛西汀、文拉法辛、去甲文拉法辛、米那普仑、左旋米那普仑)的系统综述[9]。Hengartner 等[10] 评论,这是在近 200 个关于新一代抗抑郁药物疗效的 Meta 分析后出现的第一个针对撤药症状的系统评价。这两篇系统评价的结果非常相似,在此进行总结。

1. 任何 SSRI 和 SNRI 都会出现撤药症状　在对照试验中,帕罗西汀和文拉法辛的撤药症状发生率明显高于其他抗抑郁药。在不同的研究中,撤药综合征的发生率也各不相同,许多情况下准确评价撤药综合征的发生率因缺乏对撤药症状的识别而受阻。

2. 逐渐减量并不能消除撤药反应的风险　事实上,逐渐减量 SSRI 和 SNRI 与突然停药相比,并没有显著降低撤药反应的发生风险。

3. 撤药综合征包括广泛的临床表现(框 2-1)　撤药综合征的临床表现与停用 SSRI 或 SNRI 后症状相似,包括广泛的躯体症状(如头痛、头晕、流感样症状、恶心)和心理症状(如激越、焦虑、惊恐发作、烦躁不安、易怒、意识模糊和情绪恶化)。症状通常在停止服用抗抑郁药物或开始药物减量后 3 天内出现。这些症状可能轻微无需治疗,并在 1~3 周内自行消失;也可能持续数月甚至数年,这表明存在持续性撤药后障碍(persistent postwithdrawal disorders)。

4. SSRI 和 SNRI 应被列入潜在导致依赖和撤药症状的药物列表　这些发现提醒医生在慢性疼痛病例中处方这些药物需要谨慎,尤其是度洛西汀。

5. "停药综合征"一词将 SSRI 和 SNRI 引起的撤药症状易感性降至最低,应被"撤药综合征"所取代。

框 2-1　SSRI 或 SNRI 减量或停药后的新撤药症状
全身性：出汗；流感样症状；头痛；潮红；寒战；疲劳；虚弱；疼痛；心神不宁；疲倦；无力。
心血管系统：心动过速；头晕；头昏；胸痛；高血压；直立性低血压；眩晕；晕厥；呼吸困难。
消化系统：恶心；呕吐；厌食；食欲问题；腹泻；腹痛／痉挛／胀满；大便稀溏；食管炎；肠道蠕动增加。
感觉系统：电击感；耳鸣；视物模糊／视觉变化；脑内过电感；感觉过敏；味觉改变；瘙痒；刺痛感；颅内嗡嗡声。
神经肌肉系统：感觉异常；肌阵挛；震颤；协调问题；麻木；僵硬；肌肉疼痛；共济失调；肌肉痉挛；神经痛；抽动；关节痛；痉挛；偏瘫。
性功能：早泄；生殖器感觉过度敏感。
神经系统：癫痫发作；卒中样症状。
认知：意识模糊；健忘；注意力下降；定向力障碍；昏睡；精力不集中；口齿不清。
情感：焦虑；激越；抑郁；激惹；恐慌；现实感丧失；人格解体；烦躁不安；情绪波动；自杀意念；轻躁狂；欣快；害怕；不安；紧张。
行为：烦躁不安；攻击性行为；冲动；发作性哭泣／恼怒爆发。
睡眠：失眠；噩梦；睡眠问题；生动的梦境；嗜睡。
精神病性：幻视／幻听；谵妄；妄想；紧张症。

2020 年，Cosci 和 Chouinard 对精神药物停用后的急性和持续性撤药综合征进行了概述[11]。得出了以下结论。

1. 除 TCA、单胺氧化酶（MAO）抑制剂、SSRI 和 SNRI 外的任何抗抑郁药都被报道过相关撤药综合征。新的抗抑郁药物（如维拉唑酮和沃替西汀）的作用机制仍类似于第一代和第二代抗抑郁药，目前尚未报道相关撤药反应，是由于药物上市后报道撤药综合征有滞后时间。

2. 氯胺酮和艾司氯胺酮已被美国食品药品监督管理局（FDA）批准用于治疗难治性抑郁症，并可能被归类为依赖、成瘾和撤药综合征的高风险药物。撤药综合征常在停药后 24 小时内出现，其特征为渴求和烦躁不安等症状。Cosci 和 Chouinard[11]质疑了将氯胺酮和艾司氯胺酮列为抗抑郁药物，我同意他们的观点：在本书中，抗抑郁药物不包括氯胺酮和艾司氯胺酮。

3. 停用抗抑郁药物相关的撤药反应和使用其他精神药物如苯二氮䓬类（BZ）、抗精神病药物和情绪稳定剂时发生的撤药反应在性质上似乎没有区别。然而，只有 SSRI、SNRI 和抗精神病药物与持续性撤药后障碍

（persistent postwithdrawal disorders）和潜在的重度撤药综合征相关，包括临床病程的改变。而停用 BZ 相关的不适大都是短期的。

后一个结论支持了之前的具体评价[12]，值得简要评论。BZ 由于其广泛应用和低成本，成为 SSRI 和 SNRI 治疗焦虑障碍市场营销的主要障碍。在对照试验中直接与抗抑郁药相比，BZ 更有效或同样有效，而且副作用更少[13]。对于焦虑和 / 或轻度抑郁患者，BZ 是一种有效的治疗选择[14]。出于商业目的，BZ 潜在的依赖性被夸大，尽管这类药物具有临床价值，但其处方却受到了各种阻碍[15]。医生也因此了解到 BZ 不好，可能导致依赖，而抗抑郁药物没有这样的副作用。这可能是精神病领域宣传中最令人惊叹的"成就"。

2019 年发表的另一篇关于抗抑郁药停药影响的系统综述提供了更多的见解[16]。该系统评价纳入标准是提供了关于抗抑郁药物撤药反应的发生率、严重程度和持续时间明确的、具有可比性数据的文章。与之前的系统评价不同[8,9]，Davies 和 Read 还纳入了在线调查，这对数据收集的质量带来了问题，但这项调查开启了一个迄今为止尚未被探索的新方向。此系统评价发现，撤药症状的发生率有很大差异（从 27% 到 86%，加权平均为 56%），英国和美国的抗抑郁药物使用指南中没有包含足够的信息。Davies 和 Read[16]还建议，处方医生应充分告知患者撤药反应的可能性。

抗抑郁药物停用后临床表现的定义

在逐渐减量和停止服用抗抑郁药物后，患者可能经历轻微的不适和症状，或严重的撤药综合征。精神病学的诊断标准为不适的临床表现（如焦虑或抑郁等）设定了一个阈值。Black 等早在 2000 年就提出了界定抗抑郁药物撤药综合征的标准[17]，包括躯体症状（头晕、头昏、眩晕、休克样感觉、感觉异常、疲劳、头痛、恶心、震颤、腹泻、视觉障碍）和心理症状（焦虑、失眠、易怒），且上述显著的不适与撤药相关[17]。然而，直到 2015 年才明确区分了撤药和其他临床现象，如复发（relapse）和反弹（rebound）[18]。Guy 和 Virginie-Ann Chouinard 对以下临床现象进行了区分。

1. 出现与框 2-1 所列相关的新症状，最长可持续 6 周（新的撤药症状）。
2. 与治疗前相比，回复到最初出现的症状（如焦虑、恐慌、抑郁、强迫）且症状程度更重（反弹症状）。

3. 新的撤药症状持续超过 6 周和 / 或出现新的症状或疾病（持续性撤药后障碍）。

4. 用抗抑郁药物治疗后出现复发（relapse/recurrence）。

Guy 和 Chouinard 制定了前三种临床现象的诊断标准。

Fiammetta Cosci 开发了一种半结构化的研究访谈来促进评估，并取得了评估者间良好的一致性评价[19]。Cosci 和 Chouinard[11] 将此访谈广泛应用于临床实践中，完善了最初的标准[18]。我将对新的撤药症状和持续性撤药后障碍的诊断标准进行描述和讨论。由于在抗抑郁药物的综述[8,9] 和临床实践发现反弹症状的意义局限（但反弹症状在其他药物如 BZ 中似乎更重要），因此参考原始资料[11] 进行讨论。

新的撤药症状通常是短期的（最长 6 周）、一过性的和可逆的。撤药综合征的诊断标准（框 2-2）要求至少出现两种症状，但通常有更多的症状。任何类型的抗抑郁药物都可能引发，尤其是 SSRI 和 SNRI。在 SSRI 中，帕罗西汀最有可能与撤药综合征相关，而氟西汀的可能性最小[8,11]。在 SNRI 中，文拉法辛最有可能诱发撤药综合征[9,11]。症状发生的高峰可能有所不同，并受药物半衰期的影响，可能发生在药物减量或停药后 36 小时至 7~10 天。还有一些病例，在停药几个月后出现了新的具有特征性表现的撤药症状，如脑内过电感（brain zaps），似乎是突然发生的。

框 2-2　抗抑郁药物撤药综合征的诊断标准 *

抗抑郁药物剂量减量、停药或换药时出现，需满足以下条件：

1. 至少出现两种新的撤药症状（框 2-1），即在开始治疗之前或治疗期间没有经历过的症状。
2. 症状在减量、停药或更换抗抑郁药物后的 1~10 天内达到峰值，并持续 6 周（取决于药物半衰期）。
3. 症状引起临床上显著的困扰。
4. 症状不是由全身疾病引起的，也不能更好地解释为其他精神障碍或物质使用所致。

* 修订自本章参考文献[11] 和[18]

COSCI F, CHOUINARD G. Acute and persistent withdrawal syndromes following discontinuation of psychotropic medications [J]. Psychother Psychosom, 2020, 89（5）: 283-306.

CHOUINARD G, CHOUINARD V A. New classification of selective serotonin reuptake inhibitor withdrawal [J]. Psychother Psychosom, 2015, 84（2）: 63-71.

持续性撤药后障碍（框 2-3）在 SSRI 和 SNRI 药物以及其他抗抑郁药物撤药时出现[2-5, 8, 9, 18, 20, 21]，以帕罗西汀和文拉法辛最常见。其临床表现非常多变。有时仅表现为停用抗抑郁药后发生的撤药综合征的延长；有时出现精神症状甚至是治疗前从未发生过的精神障碍（如：以前从未经历过心境障碍的患者因焦虑障碍而接受抗抑郁药物治疗出现严重抑郁障碍或环性心境障碍；心境障碍患者出现以前从未有过病史的病理性赌博和广泛性焦虑障碍）[5, 11, 20]。应该注意的是，在停用抗抑郁药后不久出现的新撤药症状的延长并不总是撤药后特征性症候群：新的障碍 / 紊乱可能在几个月后出现，而没有前驱撤药症状。另外，持续性撤药后障碍可能有一个间歇性的过程（波）：消退并明显消失，几个月后又出现。这些表现提示撤药后症状的复杂性和变异性。

框 2-3　抗抑郁药物停用后持续性撤药后障碍的诊断标准 *

抗抑郁药物停用后持续性撤药后障碍的诊断需满足以下条件：
1. 至少出现两种新的戒断症状（框 2-1），这些症状在治疗开始前或治疗期间没有出现过，持续时间超过 6 周；和 / 或原有症状以更大的强度复发；和 / 或出现以前不存在的新症状 / 障碍。
2. 症状引起临床上显著的困扰。
3. 症状不是由全身疾病引起，也不能更好地解释为其他精神障碍或物质使用所致。

* 修订自本章参考文献[11]和[18]

COSCI F, CHOUINARD G. Acute and persistent withdrawal syndromes following discontinuation of psychotropic medications[J]. Psychother Psychosom, 2020, 89（5）: 283-306.

HOUINARD G, CHOUINARD V A. New classification of selective serotonin reuptake inhibitor withdrawal[J]. Psychother Psychosom, 2015, 84（2）: 63-71.

持续性撤药后障碍的概念也可以延伸到停用 SSRI 和 SNRI 后出现的性功能障碍[22]，2006 年首次报道[23]，通常称为 SSRI 撤药后性功能障碍综合征（Post-SSRI Sexual Dysfunction, PSSD）。特征是性欲减退或缺乏、生殖器麻醉感、乳头麻木、高潮障碍（即性高潮缺乏或快感性高潮缺乏）、勃起功能障碍、射精延迟或早泄、睾丸疼痛或萎缩（男性）、润滑不足（女性）以及心理症状（如快感缺乏，注意力难以集中，记忆力问题，无法感受到性伴侣的视觉、触觉或想法带来的性吸引力）[22-25]。

撤药的定性研究

　　几年前,我在美国一所医学院讲授序贯治疗模型,提到了停止服用抗抑郁药物后的撤药反应。讲座结束时,当地大学的一名医学生来找我。情况不适合公开,但他还是忍不住讲了他的故事。他在攻读医学预科期间经历了一个艰难的时期,因为密集地出现了家庭、经济和情感问题,其初级保健医生开具了舍曲林。他似乎有好转,通过了一些考试后,决定继续服药。后来其决定停止服药(他进入了医学院,情况似乎有所好转),逐渐减量,但在停药几天后,经历了一段其称为"可怕的经历"。他向我解释,这不仅是症状,而是"难以忍受的痛苦"。我明白他是指精神痛苦(mental pain),这是遭遇中最严重的表现之一[26]。他决定不再尝试停用药物,因为他不想再经历那些感觉。因时间紧张我给了他我的名片,并请他给我写信。但他从来没有写过信,我应该告诉他是有办法的,可以找到减轻症状的方法。错过告知他相关信息是促使我编写这本书的原因之一。

(王红星　彭茂)

参考文献

[1] MEDAWAR C. The antidepressant web: marketing depression and making medicines work[J]. Int J Risk Saf Med, 1997, 10(2): 75-126.

[2] SHOENBERGER D. Discontinuing paroxetine: a personal account[J]. Psychother Psychosom, 2002, 71(4): 237-238.

[3] BELAISE C, GATTI A, CHOUINARD V A, et al. Patient online report of selective serotonin reuptake inhibitor-induced persistent postwithdrawal anxiety and mood disorders[J]. Psychother Psychosom, 2012, 81(6): 386-388.

[4] BHANJI N H, CHOUINARD G, KOLIVAKIS T, et al. Persistent tardive rebound panic disorder, rebound anxiety and insomnia following paroxetine withdrawal: a review of rebound-withdrawal phenomena[J]. Can J Clin Pharmacol, 2006, 13(1): e69-e74.

[5] FAVA G A, BERNARDI M, TOMBA E, et al. Effects of gradual discontinuation of selective serotonin reuptake inhibitors in panic disorder with agoraphobia[J]. Int J

Neuropsychopharmacol, 2007, 10 (6): 835-838.

[6] GUY A, BROWN M, LEWIS S, et al. The 'patient voice': patients who experience antidepressant withdrawal symptoms are often dismissed, or misdiagnosed with relapse, or a new medical condition [J]. Therapeutic Advances in Psychopharmacology, 2020 (10): 666434545.

[7] FAVA G A. The decline of pluralism in medicine: dissent is welcome [J]. Psychother Psychosom, 2020, 89 (1): 1-5.

[8] FAVA G A, GATTI A, BELAISE C, et al. Withdrawal symptoms after selective serotonin reuptake inhibitor discontinuation: a systematic review [J]. Psychother Psychosom, 2015, 84 (2): 72-81.

[9] FAVA G A, BENASI G, LUCENTE M, et al. Withdrawal symptoms after serotonin-noradrenaline reuptake inhibitor discontinuation: systematic review [J]. Psychother Psychosom, 2018, 87 (4): 195-203.

[10] HENGARTNER M P, DAVIES J, READ J. Antidepressant withdrawal - the tide is finally turning [J]. Epidemiol Psychiatr Sci, 2019 (29): e52.

[11] COSCI F, CHOUINARD G. Acute and persistent withdrawal syndromes following discontinuation of psychotropic medications [J]. Psychother Psychosom, 2020, 89 (5): 283-306.

[12] NIELSEN M, HANSEN E H, GØTZSCHE P C. What is the difference between dependence and withdrawal reactions? A comparison of benzodiazepines and selective serotonin re-uptake inhibitors [J]. Addiction, 2012, 107 (5): 900-908.

[13] OFFIDANI E, GUIDI J, TOMBA E, et al. Efficacy and tolerability of benzodiazepines versus antidepressants in anxiety disorders: a systematic review and meta-analysis [J]. Psychother Psychosom, 2013, 82 (6): 355-362.

[14] BENASI G, GUIDI J, OFFIDANI E, et al. Benzodiazepines as a monotherapy in depressive disorders: a systematic review [J]. Psychother Psychosom, 2018, 87 (2): 65-74.

[15] BALON R, CHOUINARD G, COSCI F, et al. International task force on benzodiazepines [J]. Psychother Psychosom, 2018, 87 (4): 193-194.

[16] DAVIES J, READ J. A systematic review into the incidence, severity and duration of antidepressant withdrawal effects: Are guidelines evidence-based? [J]. Addict Behav, 2019 (97): 111-121.

[17] BLACK K, SHEA C, DURSUN S, et al. Selective serotonin reuptake inhibitor discontinuation syndrome: proposed diagnostic criteria [J]. J Psychiatry Neurosci, 2000, 25 (3): 255-261.

[18] CHOUINARD G, CHOUINARD V A. New classification of selective serotonin

reuptake inhibitor withdrawal［J］. Psychother Psychosom, 2015, 84（2）: 63-71.

［19］COSCI F, CHOUINARD G, CHOUINARD V A, et al. The Diagnostic clinical Interview for Drug Withdrawal 1（DID-W1）-New Symptoms of Selective Serotonin Reuptake Inhibitors（SSRI）or Serotonin Norepinephrine Reuptake Inhibitors （SNRI）: inter-rater reliability［J］. Riv Psichiatr, 2018, 53（2）: 95-99.

［20］BELAISE C, GATTI A, CHOUINARD V A, et al. Persistent postwithdrawal disorders induced by paroxetine, a selective serotonin reuptake inhibitor, and treated with specific cognitive behavioral therapy［J］. Psychother Psychosom, 2014, 83（4）: 247- 248.

［21］STOCKMANN T, ODEGBARO D, TIMIMI S, et al. SSRI and SNRI withdrawal symptoms reported on an internet forum［J］. Int J Risk Saf Med, 2018, 29（3/4）: 175-180.

［22］PATACCHINI A, COSCI F. A paradigmatic case of postselective serotonin reuptake inhibitors sexual dysfunction or withdrawal after discontinuation of selective serotonin reuptake inhibitors?［J］. J Clin Psychopharmacol, 2020, 40（1）: 93-95.

［23］CSOKA A B, SHIPKO S. Persistent sexual side effects after SSRI discontinuation［J］. Psychother Psychosom, 2006, 75（3）: 187-188.

［24］HEALY D, LE NOURY J, MANGIN D. Enduring sexual dysfunction after treatment with antidepressants, 5 α -reductase inhibitors and isotretinoin: 300 cases［J］. Int J Risk Saf Med, 2018, 29（3/4）: 125-134.

［25］ROTHMORE J. Antidepressant-induced sexual dysfunction［J］. Med J Aust, 2020, 212（7）: 329-334.

［26］SENSKY T. Mental pain and suffering: the "universal currencies" of the illness experience?［J］. Psychother Psychosom, 2020, 89（6）: 337-344.

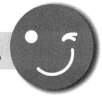

第3章 行为毒性的相关临床表现

撤药综合征和持续性撤药后障碍可能与抗抑郁药物疗效丧失、矛盾效应、转为双相障碍、药物抵抗和难治性有关。这些表现相互关联,可归入行为毒性的范畴。医源性共病(iatrogenic comorbidity)的概念是指先前使用治疗方法来治疗某种疾病,但这些治疗方法对原发疾病的病程、特征和治疗效应方面带来了不利影响。这些负面改变可能在治疗期间和 / 或停止治疗后表现出来。

关键词:抗抑郁药物;行为毒性;医源性共病;矛盾效应;转换

大多数情况下,精神病学诊断推理过程结束于识别出一种障碍,这一障碍通常包含在《精神疾病诊断与统计手册》(DSM)[1]的一个门类下。因此,诊断过程可能只会简单导出 DSM-5 对"抗抑郁药撤药综合征"的诊断,2013 年版本对这一描述是过时和不准确的;或者可以用前一章中描述的诊断结构来表示。然而,临床流行病学之父、过去一个世纪美国最重要的医生之一 Alvan Feinstein[2]指出,在医学诊断时,深思熟虑的临床医生很少从临床表现一跃而至诊断终点。临床推理经过一系列的"中转站",在这些"中转站"中,医生会总结出症状和其他临床表现之间的潜在联系。这些"中转站"是验证诊断时的一个停止 / 否定 / 暂停,或转向另一个诊断[2]。作为 George Engel 的学生,我曾被教导:临床观察是被忽视的医学基本方法[3]。在处理因停用抗抑郁药物而产生的撤药反应时,我对一系列临床事件的发生或患者病史中所呈现出的一些相关临床特征印象深刻。在分析与停用抗抑郁药物相关文献时,我特别留意了这些临床表现。

撤药反应相关的临床表现

在文献中发现[4-6]，许多临床现象与抗抑郁药物减量或停药后的撤药反应相关：抗抑郁药物疗效丧失、矛盾效应、转为双相障碍、药物抵抗和难治性。在讨论每个临床事件之前，将以情感障碍项目的案例来说明。当然，由于缺乏具体的研究，这种联系可能只是偶然的。

（一）维持治疗期间丧失临床疗效

Sarah 是一名 34 岁的秘书，已婚，有一个孩子。她患有反复发作的重度抑郁障碍，对抗抑郁药物有反应。第三次发作后，其初级保健医生建议继续长期使用每天 20mg 西酞普兰。有几年其症状缓解得很好，但后来开始出现抑郁症状。医生将西酞普兰增加到每天 40mg，刚开始有一些改善，但之后没有再缓解。Sarah 的药物治疗依从性很好，且在当时没有发生重大的生活事件。她的初级保健医生将其转到我们的情感障碍项目进行评估和治疗。经过评估，我决定减量并停用西酞普兰，与此同时，Sarah 开始接受认知行为疗法（cognitive-behavior therapy，CBT）和幸福感疗法（Well-Being therapy，WBT）的序贯组合[7,8]。在减量过程中，她经历了撤药症状（尤其是潮红、心神不宁、脑内过电感 /brain zaps 和肌肉痉挛），停药时达到了严重撤药综合征的阈值[9]。这种症状持续了大约一个月才消失。

抗抑郁药物维持治疗期间抑郁症状的复发是一个常见且令人烦恼的临床问题[10]。一个患者在药物维持治疗中效果很好，但还是可能复发，尽管其对药物依从性很高。精神病学术语"快速耐受性"（指反复施用一种药理或生理活性物质后对给定剂量药物的反应或效果逐渐降低）也被用于描述在维持治疗时的复发或临床恶化（如出现情感淡漠和疲劳等特征性症状）[11]。然而，这个词的使用仍存在质疑，因其希腊词根意味着快速、迅速地失去效果；相反，这一现象却随着治疗时间的延长而增加。一项维持治疗研究的 Meta 分析表明，复发风险从 1 年内的 23% 逐步增加到 2 年内的 34% 和 3 年内的 45%[12]。"耐药性"一词可能是最恰当的，但要谨慎使用，因其可能暗示患者出现了依赖性。

临床上解决这一问题的一种直观策略是增加抗抑郁药物剂量，但这种治疗选择可能仅临时解决问题[13]，就像 Sarah 的情况一样。然而，在两个对照研究中[14,15]，不改变药物治疗方案的情况下联合心理疗法（一种是认知行为疗法和幸福感疗法的序贯组合治疗，另一种是家庭干预），与增加药物剂量相比较，在服用抗抑郁药物后丧失临床效果的抑郁症患者中能更有效地获得持续缓解 / 临床痊愈（remission）。事实上，尽管 Sarah 一开始经历了风暴（撤药综合征），但她在心理治疗上表现良好，并获得了持续缓解 / 临床痊愈。

（二）矛盾效应

Emma 是一名 23 岁的工科单身学生，她对自己的学业和未来感到焦虑不安和意志消沉。初级保健医生给她开具了每天 75mg 文拉法辛。几周后她好多了，然而，几个月后她变得非常淡漠，并伴随着兴趣丧失和入睡困难。医生将文拉法辛增加到每天 150mg。Emma 的病情恶化了，被转到我们的治疗项目。我将她的淡漠归因于文拉法辛的副作用[16]，因此决定每隔一周逐渐减量至尽可能低的剂量（每天 37.5mg），同时给她处方氯硝西泮（0.5mg，每天 2 次）。Emma 还开始了认知行为疗法和幸福感疗法的序贯结合治疗[7,8]。停药后，她经历了严重的撤药综合征[特征为脑内过电感（brain zaps）、流感样症状、头晕、对触摸感觉过敏]，并发展为持续 3 年的持续性撤药后障碍[9]。然而，淡漠慢慢改善并消退。

正如与氟西汀[17]和舍曲林[18]相关的双盲安慰剂对照研究报告，该病例说明了在抗抑郁药物治疗期间出现的矛盾反应（如淡漠）。事实上，抗抑郁药物引起的迟发性心境恶劣的概念表明，减少或停止使用抗抑郁药物可能会逆转其症状[19]。在 Emma 的案例中，当文拉法辛停止时，淡漠就消失了，但这并不一定会在每个案例中发生：矛盾反应可能会持续，并建立或加重持续性撤药后障碍。而 Emma 的撤药症状发展成了这一综合征。

在氟伏沙明治疗惊恐障碍期间[20]，80 例患者中有 7 例（9%）出现抑郁症状。值得注意的是，这些患者在氟伏沙明治疗前均无抑郁史。停用氟伏沙明，改用三环类抗抑郁药（TCA）或氯硝西泮替代治疗后，症状有所改善。当使用氟西汀时，抑郁症状再次发生[20]。使用 TCA 治疗焦虑障碍时也发现了类似结果[21]。

1968 年，Alberto Di Mascio 等[22]采用双盲安慰剂对照方法研究了丙咪嗪对抑郁程度差异很大的个体的影响，结果显示，丙咪嗪使抑郁得分最低的人群抑郁程度增加。这一具有里程碑意义的早期研究表明,当抑郁症状较轻时,使用抗抑郁药物可能弊大于利。

（三）转为双相障碍

Robert 是一名 28 岁的会计师,没有双相情感障碍的既往史或家族史,但有完美主义和强迫性检查的性格倾向,已婚未育。由于一些意外的工作变化,这些特征发展为一种明显的强迫障碍,这在很大程度上影响了他的生活。初级保健医生给他开了每天 20mg 西酞普兰,几个月后效果良好。Robert 也考虑到工作上的一些积极变化,在没有咨询医生的情况下决定分两步停用抗抑郁药。停药后几天,他出现轻度躁狂症状（不安、兴奋、睡眠差、无法集中注意力）和撤药症状（恶心、腹泻、胃痉挛、头晕、心悸）。在症状持续了几个星期后,他决定求助。

抗抑郁药物治疗与躁狂或其他形式的精神运动性兴奋有关[23]。一项系统回顾和 Meta 分析探讨了儿童和青少年在抗抑郁治疗期间的轻躁狂、躁狂和精神运动性兴奋[24]。结果表明,抗抑郁药物引发的过度觉醒 - 兴奋,在焦虑患者和抑郁患者中分别为 13.8% 和 9.8%。与之相比,安慰剂所引发的同样问题,在焦虑患者和抑郁患者中分别为 5.2% 和 1.1%[24]。因此,无论有无双相情感障碍既往史或家族史,精神运动性兴奋、轻躁狂和躁狂是一个持续的风险。这种风险与抗抑郁药在临床广泛应用于焦虑障碍（尤其是年轻患者）相背离。

停用抗抑郁药物也可能引发轻度躁狂或躁狂,尽管同时服用情感稳定剂治疗[25,26]。该综合征可能有自限性,也可能随着重新使用抗抑郁药物而减轻,或者可能需要相应的抗躁狂治疗。情绪高涨也可发生在抗抑郁药减量时[27]。在 Robert 的病例中,综合征持续存在,并没有随着重新使用抗抑郁药而停止,并需要使用碳酸锂。

（四）药物抵抗

Mary 是一位 56 岁的妇女,在一家时装店工作,已婚,有三个孩子。在她母亲去世几个月后,她曾有过一次重性抑郁发作。她接受每天 20mg 氟西汀治疗疗效满意持续了 6 个月,药物突然停止也没有出现任何问题。一年后,她开始出现和前一次同样的症状。医生又开具了氟西汀。但这次尽管将氟西汀的剂量增加到每天 40mg,Mary 对治疗没有反应。医生决定更换药物并减少氟西汀的用量,但当停用氟西汀(开始服用新药物之前)时,她出现了一种以出汗、心悸、头晕和流感样症状为特征的撤药综合征。

该病例提示抗抑郁药物治疗后发生抵抗(resistance)。在这里,"抵抗"一词是指对先前有效的药物在一段停药期后再次启用该药物出现了对该药物无反应[28]。其不同于对药物或心理治疗无效的发作,因此被定义为药物抵抗[29]。对药物或心理治疗无效的情况是最常见的,将在"难治性(refractoriness)"部分讨论,而"药物抵抗"也在相当多的情况下发生[28,29]。最近一项关于对重新挑战"缺乏有效性"的系统回顾中[28],无效的范围很广(在所有研究中介于4.9%~42.9%)。一项大型观察性研究中[30],四分之一的病例对之前的治疗无效。一项临床试验将最初氟西汀有效的患者分配到安慰剂组[31]检验其药物抵抗,结果显示约半数患者复发,在重新使用氟西汀后,38%的抑郁患者无效,或表现为最初有效、随后复发[31]。

因此,现有数据表明,当重新进行药物治疗时,患者可能对最初改善抑郁症状有效的抗抑郁药无效。在 Mary 的案例中,令人感兴趣的是,当氟西汀突然停止使用时,她没有出现撤药症状,但在第二次尝试氟西汀治疗无效后,尽管逐渐减少了剂量,其反而出现了撤药症状。这似乎不仅表明药物抵抗和停药是有联系的,并且在服用氟西汀的第二个疗程中出现药物抵抗预示着对抗抑郁药反应/疗效的总体变化。

(五)难治性

William 是一位 48 岁的男性,在一家工厂做蓝领工人,已婚,有两个孩子。他有长期的广泛性焦虑障碍病史,近期曾有一次重性抑郁发作。初级保健医生给予每天 20mg 帕罗西汀,这几乎没有效果,因此医生将帕罗西汀增加到每天 40mg。随后其又转为服用文拉法辛,最初是每天75mg,后来增加至每天 150mg,但抑郁情绪和惊恐发作几乎无改善。在两种药物换药期间,William 出现了严重的撤药反应。

"(药物)治疗抵抗(treatment resistance)"的概念不明确,是基于未经检验的假设,即治疗一开始就是正确的,而治疗失败则取决于患者的特征。因此,"(药物)治疗抵抗"需要换药和加量,正如 William 的医生所做的。Chiara Rafanelli 和我[32]将起源于老年病学[33]的级联医源性(cascade

iatrogenesis）概念应用到精神病学领域。医生给患者开具的药物越来越
多，从长远来看，这些药物会导致其他问题并使疾病变得难治，而不是重
新考虑治疗选择的过程。

　　抑郁症序贯治疗研究（Sequenced Treatment Alternatives to Relieve
Depression Study, STAR*D）[34]为这一过程提供了一个重要的例证。该研
究的最初目的是测试缓解重性抑郁障碍的最佳药物策略。患者首先进
入第一个药物开放性研究（服用西酞普兰），采用积极的剂量和延长的治
疗时间，其中仅37%的患者达到缓解/临床痊愈状态[34]。根据现有证
据，在第一个药物使用后无缓解的患者继续接受三个连续步骤，包括换
药、加量或联合治疗策略。所有四个连续步骤后的累积缓解/临床痊愈
率为67%，然而，当考虑持续缓解/临床痊愈（包括治疗期间的复发率）
时，累积缓解/临床痊愈率为43%。第一步（西酞普兰开放性治疗）治疗
只增加了额外6%的持续缓解/临床痊愈。尽管试验的每一步都经过精
心设计，以增加未缓解的患者出现缓解的可能性，但每个治疗步骤后缓解
率都会下降[34]。在每一个连续的治疗步骤中，达到缓解/临床痊愈的患
者复发率（仍在服药期间）有所增加。此外，在每个治疗步骤之后，对治疗
的不耐受性都会增加（前4周内因任何原因退出或之后出现副作用即可
证明）。

　　既往曾使用抗抑郁药物，但未使用心理治疗[35]与药物抵抗和难治性
有关[35-37]。

行为毒性和医源性共病的概念

　　撤药综合征和持续性撤药后障碍可能与抗抑郁药物疗效丧失、矛盾
效应、转为双相障碍、药物治疗抵抗和难治性有关[5,6,9]，且这些表现可能
相互关联。Raja[38]描述了9例最初对抗抑郁药物治疗有效的患者，而有
效后伴随着疗效丧失、药物抵抗和后续治疗的恶化。这些表现似乎紧密
相连，是同一综合征的一部分。Sharma[39]描述了在抗抑郁药物维持治疗
期间表现出疗效丧失的患者后续如何发展为药物难治。如果前一次发
作使用的相同药物对患者有效，那么有效性可能随后丧失[30]。Bader和
Dunner[40]指出，对于没有双相障碍家族史的患者，抗抑郁药诱发的躁狂
与难治性抑郁症（treatment-refractory depression）之间存在关联。所有这

些相互关系表明撤药反应可能与其他临床表现有关,是同一综合征的一部分,具有共同的潜在机制。

1968 年,Alberto Di Mascio 及其同事提出了精神药物行为毒性的概念[41-43],指的是一种药物的药理作用,在已发现具有临床疗效的剂量范围内,可能会引起情绪、知觉、认知和精神运动功能的改变,从而限制个体能力或对其健康构成危害。"毒性"一词的使用并不常规,因为其不仅限于立即产生危害的临床反应(如过量用药)或具有狭窄治疗窗的药物(如锂盐)。Di Mascio 等[42]描述了两种引起情绪变化的主要药物。"矛盾(paradoxical)"的药物效应是那些与临床期望相反的情绪变化,如苯二氮䓬类药物增加焦虑和愤怒,抗抑郁药物加深抑郁情绪[42,43]。"摆动"(pendular)药物效应是在预期方向上的改变,但其程度导致最终状态趋于与最初服药时相反的状态,例如使用抗抑郁药物后的欣快感[42,43]。这些重要的概念性论文[41-43]发表在 *Connecticut Medicine* 杂志上,该杂志的知名度不高。毫不意外,他们的见解在文献中很少受到关注,直到 2016 年我们的课题组才开始关注[44]。

事实上,行为毒性的概念可以为我们之前描述的所有表现提供一个统一的框架,并解释它们的相互关系和变异性。通过考虑治疗行为可能引发的潜在不良事件,行为毒性可能在权衡潜在治疗益处的过程中发挥关键作用。的确,Di Mascio 和 Shader[41]指出,药物反应(如镇静或运动刺激)可能对一位患者不利,但对另一位患者有效且符合预期;在同一位患者身上,可能在其疾病的某一阶段有效,但在后来的阶段有不利影响。

行为毒性的概念可能可以区分主要的预后和治疗差异。同类药物可能同样有效,但可能带来不同的行为毒性风险。例如:与其他 SSRI[5]或 SNRI[6]相比,帕罗西汀和文拉法辛可能有更高的依赖和撤药反应风险。双通道再摄取抑制剂(TCA 和文拉法辛)治疗抑郁症的失效率低于 SSRI[45]。另一个例子是,撤药症状被误判为即将复发的指标并导致不必要的重新实施治疗[44]。它们可能会恶化行为毒性的状态,随后出现药物治疗难治的情况。反之,药物治疗难治也会导致换药和 / 或加量策略,正如 STAR*D 所提示的[34],可能导致抑郁症进入一个以低缓解率 / 临床痊愈率、高复发率和高耐受性为特征的阶段。

然而,行为毒性的概念并不能区分仅局限于精神药物服用期间的不良事件和停用后可能长期持续的影响。后一现象导致了医源性共病（iatrogenic comorbidity）概念的引入[44]，即与先前的治疗相关的疾病病程、特征和治疗反应的不利改变[29,32,44]。这些问题可能在治疗期间和／或停止治疗后表现出来。这些变化是持续的，而且不局限于一个短暂阶段，如在大多数撤药综合征病例中的表现。

（一）儿童和青少年的医源性共病

抗抑郁药物继发行为毒性的所有表现（包括撤药反应）都可见于儿童和青少年[46]。事实上，对于其中一些患者（转为双相障碍），有证据表明其症状可能比成年期更严重和频繁[24]。我们报道了以下案例[46]，或许可以表明这种现象的严重性。

Ann 是一名 14 岁女孩，在刚上高中时患上了学校恐怖症。她的父母带她至儿童精神科就诊，医生开具西酞普兰（每天 20 mg）。一个月后，她仍然拒绝回到学校，精神科医生添加了阿普唑仑（0.25mg，一天 2 次）。正如现有文献中所提示的，这种药物组合无效。Ann 的父母于是决定向我咨询，我立即推荐其接受一位经验丰富的心理学家的认知行为疗法。因为是春季，我担心这两种药物都有撤药反应，所以没有停用这两种药物，而将药物的减量和停药推迟到了学年结束时（6 月）。在第一次心理治疗后，Ann 回到了学校，在三个月的时间内每周进行一次心理治疗，她能够完成整个学年的学业。然后逐渐减量药物，先停用阿普唑仑，然后停用西酞普兰。这两种停药都出现了撤药症状，尽管正在进行心理治疗，但在停用西酞普兰后（紧张、烦躁、睡眠问题和自杀意念持续约 6 周）症状更为严重和持续。Ann 顺利完成了她的高中学业，在四年的随访中没有出现任何问题。

该案例说明使用西酞普兰短短几个月后可能出现的撤药综合征的严重性，也提示儿童和青少年使用抗抑郁药物须谨慎[46]。

（二）共病谱

Alvan Feinstein 对共病（comorbidity）的定义是"患有所研究的某种索引疾病（index disease）的患者在临床病程中同时已经存在或可能发生的任何独立的额外临床实体（clinical entity）"，也指被判定影响当前疾病进程的前期病理事件[47]。精神病学分类系统的横断面性质限制了"共病"一词的使用,仅限于患者当前可能正在经历的情况以及同时发生的诊断实体(diagnostic entities),然而医源性共病在日常实践中的作用是明确的。

例如,当抗抑郁药物在所谓的单相障碍(如没有双相障碍家族史或病史或类似表现)患者中触发躁狂或轻躁狂发作时,停止用药不太可能解决问题,这往往会在一系列情感障碍发作中持续存在并改变整个病程[44]。

行为毒性和医源性共病的概念为临床现象提供了很有帮助的描述,但不能解释它们发生的原因。作为一名药理学家,Grahami-Smith 曾经说过[48]:"长期药物治疗可能会诱发一只沉睡的老虎在药物治疗停止时苏醒,导致后果严重的撤药反应,就像许多药物成瘾一样。"但从病理生理学的角度来看,这只沉睡的老虎到底是什么?

（王红星　薛青）

参考文献

[1] American Psychiatric Association. Diagnostic and statistical manual of mental disorders:DSM-5[M]. 5th ed. Washington DC:American Psychiatric Association, 2013.

[2] FEINSTEIN A R. An analysis of diagnostic reasoning. I:The domains and disorders of clinical macrobiology[J]. Yale J Biol Med, 1973, 46(3):212-232.

[3] ENGEL G L. Clinical observation:the neglected basic method of medicine[J]. JAMA, 1965(192):849-852.

[4] FAVA G A. Can long-term treatment with antidepressant drugs worsen the course of depression?[J]. J Clin Psychiatry, 2003, 64(2):123-133.

[5] FAVA G A, GATTI A, BELAISE C, et al. Withdrawal symptoms after selective serotonin reuptake inhibitor discontinuation:a systematic review[J]. Psychother Psychosom, 2015, 84(2):72-81.

[6] FAVA G A, BENASI G, LUCENTE M, et al. Withdrawal symptoms after serotonin-noradrenaline reuptake inhibitor discontinuation[J]. Psychother Psychosom, 2018 (87):195-203.

[7] FAVA G A. Well-being therapy:treatment manual and clinical applications[M]. Basel:Karger, 2016.

[8] FAVA G A, COSCI F, GUIDI J, et al. Well-being therapy in depression: new insights into the role of psychological well-being in the clinical process[J]. Depress Anxiety, 2017, 34(9): 801-808.

[9] COSCI F, CHOUINARD G. Acute and persistent withdrawal syndromes following discontinuation of psychotropic medications[J]. Psychother Psychosom, 2020, 89(5): 283-306.

[10] FORNARO M, ANASTASIA A, NOVELLO S, et al. The emergence of loss of efficacy during antidepressant drug treatment for major depressive disorder: an integrative review of evidence, mechanisms, and clinical implications[J]. Pharmacol Res, 2019(139): 494-502.

[11] KINRYS G, GOLD A K, PISANO V D, et al. Tachyphylaxis in major depressive disorder: a review of the current state of research[J]. J Affect Disord, 2019(245): 488-497.

[12] WILLIAMS N, SIMPSON A N, SIMPSON K, et al. Relapse rates with long-term antidepressant drug therapy: a meta-analysis[J]. Hum Psychopharmacol, 2009, 24(5): 401-408.

[13] SCHMIDT M E, FAVA M, ZHANG S, et al. Treatment approaches to major depressive disorder relapse. Part 1: dose increase[J]. Psychother Psychosom, 2002, 71(4): 190-194.

[14] FAVA G A, RUINI C, RAFANELLI C, et al. Cognitive behavior approach to loss of clinical effect during long-term antidepressant treatment: a pilot study[J]. Am J Psychiatry, 2002, 159(12): 2094-2095.

[15] FABBRI S, FAVA G A, RAFANELLI C, et al. Family intervention approach to loss of clinical effect during long-term antidepressant treatment: a pilot study[J]. J Clin Psychiatry, 2007, 68(9): 1348-1351.

[16] ROTHSCHILD A J. The rothschild scale for antidepressant tachyphylaxis: reliability and validity[J]. Compr Psychiatry, 2008, 49(5): 508-513.

[17] CUSIN C, FAVA M, AMSTERDAM J D, et al. Early symptomatic worsening during treatment with fluoxetine in major depressive disorder: prevalence and implications[J]. J Clin Psychiatry, 2007, 68(1): 52-57.

[18] HARVEY A T, SILKEY B S, KORNSTEIN S G, et al. Acute worsening of chronic depression during a double-blind, randomized clinical trial of antidepressant efficacy: differences by sex and menopausal status[J]. J Clin Psychiatry, 2007, 68(6): 951-958.

[19] EL-MALLAKH R S, GAO Y, BRISCOE B T, et al. Antidepressant-induced tardive dysphoria[J]. Psychother Psychosom, 2011, 80(1): 57-59.

［20］FUX M, TAUB M, ZOHAR J. Emergence of depressive symptoms during treatment for panic disorder with specific 5-hydroxytryptophan reuptake inhibitors［J］. Acta Psychiatr Scand, 1993, 88（4）: 235-237.

［21］NOYES R J, GARVEY M J, COOK B L. Follow-up study of patients with panic disorder and agoraphobia with panic attacks treated with tricyclic antidepressants［J］. J Affect Disord, 1989, 16（2/3）: 249-257.

［22］DIMASCIO A, MEYER R E, STIFLER L. Effects of imipramine on individuals varying in level of depression［J］. Am J Psychiatry, 1968, 124（8）: 55-58.

［23］TONDO L, VÁZQUEZ G, BALDESSARINI R J. Mania associated with antidepressant treatment: comprehensive meta-analytic review［J］. Acta Psychiatr Scand, 2010, 121（6）: 404-414.

［24］OFFIDANI E, FAVA G A, TOMBA E, et al. Excessive mood elevation and behavioral activation with antidepressant treatment of juvenile depressive and anxiety disorders: a systematic review［J］. Psychother Psychosom, 2013, 82（3）: 132-141.

［25］LANDRY P, ROY L. Withdrawal hypomania associated with paroxetine［J］. J Clin Psychopharmacol, 1997, 17（1）: 60-61.

［26］ANDRADE C. Antidepressant-withdrawal mania: a critical review and synthesis of the literature［J］. J Clin Psychiatry, 2004, 65（7）: 987-993.

［27］CORRAL M, SIVERTZ K, JONES B D. Transient mood elevation associated with antidepressant drug decrease［J］. Can J Psychiatry, 1987, 32（9）: 764-767.

［28］BOSMAN R C, WAUMANS R C, JACOBS G E, et al. Failure to respond after reinstatement of antidepressant medication: a systematic review［J］. Psychother Psychosom, 2018, 87（5）: 268-275.

［29］FAVA G A, COSCI F, GUIDI J, et al. The deceptive manifestations of treatment resistance in depression: a new look at the problem［J］. Psychother Psychosom, 2020, 89（5）: 265-273.

［30］SOLOMON D A, LEON A C, MUELLER T I, et al. Tachyphylaxis in unipolar major depressive disorder［J］. J Clin Psychiatry, 2005, 66（3）: 283-290.

［31］FAVA M, SCHMIDT M E, ZHANG S, et al. Treatment approaches to major depressive disorder relapse. Part 2: reinitiation of antidepressant treatment［J］. Psychother Psychosom, 2002, 71（4）: 195-199.

［32］FAVA G A, RAFANELLI C. Iatrogenic factors in psychopathology［J］. Psychother Psychosom, 2019, 88（3）: 129-140.

［33］THORNLOW D K, ANDERSON R, ODDONE E. Cascade iatrogenesis: factors leading to the development of adverse events in hospitalized older adults［J］. Int J Nurs Stud, 2009, 46（11）: 1528-1535.

［34］RUSH A J, TRIVEDI M H, WISNIEWSKI S R, et al. Acute and longer-term outcomes in depressed outpatients requiring one or several treatment steps: a STAR*D report ［J］. Am J Psychiatry, 2006, 163（11）: 1905-1917.

［35］LEYKIN Y, AMSTERDAM J D, DERUBEIS R J, et al. Progressive resistance to a selective serotonin reuptake inhibitor but not to cognitive therapy in the treatment of major depression［J］. J Consult Clin Psychol, 2007, 75（2）: 267-276.

［36］AMSTERDAM J D, WILLIAMS D, MICHELSON D, et al. Tachyphylaxis after repeated antidepressant drug exposure in patients with recurrent major depressive disorder［J］. Neuropsychobiology, 2009, 59（4）: 227-233.

［37］AMSTERDAM J D, KIM T T. Prior antidepressant treatment trials may predict a greater risk of depressive relapse during antidepressant maintenance therapy［J］. J Clin Psychopharmacol, 2019, 39（4）: 344-350.

［38］RAJA M. Delayed loss of efficacy and depressogenic action of antidepressants［J］. J Clin Psychopharmacol, 2009, 29（6）: 612-614.

［39］SHARMA V. Loss of response to antidepressants and subsequent refractoriness: diagnostic issues in a retrospective case series［J］. J Affect Disord, 2001, 64（1）: 99-106.

［40］BADER C D, DUNNER D L. Antidepressant-induced hypomania in treatment-resistant depression［J］. J Psychiatr Pract, 2007, 13（4）: 233-237.

［41］DIMASCIO A, SHADER R I. Behavioral toxicity of psychotropic drugs. Ⅰ. Definition. Ⅱ. Toxic effects on psychomotor functions［J］. Conn Med, 1968, 32（8）: 617-620.

［42］DIMASCIO A, GILLER D R, SHADER R I. Behavioral toxicity of psychotropic drugs. Ⅲ. Effects on perceptual and cognitive functions. Ⅳ. Effects on emotional（mood）states［J］. Conn Med, 1968, 32（10）: 771-775.

［43］DIMASCIO A, SHADER R I, HARMATZ G S. Behavioral toxicity of psychotropic drugs. Ⅴ. Effects on gross behavior patterns［J］. Conn Med, 1969, 33（4）: 279-281.

［44］FAVA G A, COSCI F, OFFIDANI E, et al. Behavioral toxicity revisited: iatrogenic comorbidity in psychiatric evaluation and treatment［J］. J Clin Psychopharmacol, 2016, 36（6）: 550-553.

［45］POSTERNAK M A, ZIMMERMAN M. Dual reuptake inhibitors incur lower rates of tachyphylaxis than selective serotonin reuptake inhibitors: a retrospective study［J］. J Clin Psychiatry, 2005, 66（6）: 705-707.

［46］OFFIDANI E, FAVA G A, SONINO N. Iatrogenic comorbidity in childhood and adolescence: new insights from the use of antidepressant drugs［J］. CNS Drugs, 2014, 28（9）: 769-774.

［47］ FEINSTEIN A R. The pre-therapeutic classification of co-morbidity in chronic disease［J］. J Chronic Dis, 1970, 23（7）: 455-468.

［48］ GRAHAME-SMITH D G. "Keep on taking the tablets": pharmacological adaptation during long-term drug therapy［J］. Br J Clin Pharmacol, 1997, 44（3）: 227-238.

第4章 理解撤药综合征的病理生理学

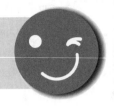

持续的抗抑郁药物治疗可能会激发与药物初始急性作用相反的过程。耐受性（tolerance）的对立模型可以解释维持治疗期间治疗效果的丧失，以及某些副作用往往只在一段时间后才发生的事实。这些过程也可能导致疾病进入治疗无效的过程，包括双相障碍的表现或矛盾效应。当药物治疗结束时，对立的过程不再遇到药物抵抗，导致潜在的新的撤药症状、持续性撤药后障碍、轻躁狂，如果重新开始治疗就会产生治疗抵抗（resistance）和难治性（refractoriness）。

关键词：抗抑郁药物；复发；5-羟色胺；耐受性；撤药

逐渐减量和／或停用抗抑郁药物后可能发生的临床事件是多样的：从没有或有限的撤药症状到严重的撤药综合征；症状可能在几天内发生，而不是几小时或延迟发作；症状可能会逐渐消失或持续数月或数年，伴随或较少伴随新的障碍和／或更为严重的原症状。此外，撤药综合征和持续性撤药后障碍可能与行为毒性的其他表现有关，如临床疗效丧失、矛盾效应、转为双相障碍、治疗抵抗和难治性。当现象复杂且临床表现差异很大时，临床医生使用的概念模型在很大程度上影响现象的解释和管理策略的选择[1]。

病理生理学上可能有不同的但表面上相关的机制，或所有表现可能是同一病理生理途径的一部分。如果试图以一种统一的病理生理来看待所描述的临床现象，必然会参考耐受性的概念[2]。耐受性主要有两种形式，一种是药代动力学（由于各种代谢原因，药物在血液中的浓度降低）；另一种是药效学（与受体的相互作用）[3]。药代动力学包括吸收、分布、血药浓度、转化和分泌等过程；药效学包括药物的生理作用，如治疗效果和副作用，以及机体对药物存在的代偿性调节。

耐受性的药代动力学模型对前面描述的临床现象的解释能力非常有

限,尽管其肯定在某些表现中发挥作用。半衰期短的抗抑郁药(如帕罗西汀和文拉法辛)撤药综合征很常见,而半衰期长的药物(如氟西汀)撤药综合征则不常见[4-7]。因此,药代动力学模型可为逐渐减量以及在某些情况下从半衰期短的抗抑郁药换用氟西汀提供相关概念的背景知识。逐渐减量抗抑郁药物可能为系统适应配体水平的降低留出时间,从而限制撤药症状[7]。然而,药代动力学模型无法解释撤药症状的持续时间,特别是无法解释比最初治疗原疾病所需药物治疗剂量更大相关的持续性撤药后障碍和 / 或出现以前从未发生过的精神障碍[4,5,8]。药代动力学机制不能用于解释与撤药和撤药后紊乱相关的行为毒性的其他表现,如轻躁狂发作、临床疗效的丧失和难治性。

　　因此,能够显示药敏系统变化的药效学模型可能更适合解释行为毒性的表现。

耐受性的对立模型

　　抗抑郁药物的特点是在 3~4 周后才开始发挥疗效。人们普遍认为[9,10],适应性反应,如 5-HT2A 受体变化或 5-HT4 受体结合,在 3~4 周时介导了治疗作用,该适应性反应不同于初始反应。这种适应性变化可能通过 5-HT1A 自身受体活性发生和 / 或 5- 羟色胺(5-HT)转运蛋白的变构调节有关,可在帕罗西汀和艾司西酞普兰等 SSRI 中检测到[11]。然而,由于一些奇怪的原因,一般认为 3~4 周后不会发生进一步的适应性变化,并且当抗抑郁药物停用时,一切都会回到治疗前的状态。但对抗抑郁药物治疗的副作用开始的分析告诉我们这是不可能的[12]。例如,SSRI 可能会在治疗的前几个月引起食欲下降,但这种效果会被之后的食欲增加和体重增加所取代[12]。类似的,抗抑郁药物可能有短期的抗炎作用,但从长期来看其往往会增加炎症[13]。

　　药效学中的耐受性是一个复杂且仅被不完全研究的现象[14]。有研究者提出了两种通用模型[15]:一种模型是假设耐受性是由受体水平的药物信号或刺激减少(如受体下调或致敏)引起;第二种模型是假设药物的初始作用会被生化和细胞系统(如受体后信号转导、神经元结构)的稳态变化所对抗或抵消[15]。第二种模型用于理解与阿片类药物和苯丙胺等药物相关的临床现象[15],但是经过研究,我认为其非常适合理解抗抑郁药物的作用机制和副作用[16]。

　　根据耐受性的对立模型,持续药物治疗可能会刺激与药物初始急性作用相反的过程[15-17],这一过程可能涉及 5-HT 受体的复杂平衡。适应性反应,如 5-HT2A 受体变化或与 5-HT4 受体结合,与初始反应不同,可能会调节相反的效应[17]。5-HT 受体(包括 5-HT1A、5-HT1B 和 5-HT2 亚型)中的各种遗传多态性可能在决定药物初始作用所发生的相反和补偿过程的程度方面发挥作用[18]。环境因素,如生活压力环境,也可能影响这种平衡,并可能具有表观遗传作用[19]。此外,治疗持续时间和类型、既往抗抑郁药物暴露史以及药物操作(如加量和转换策略)等因素也可能带来非常深远的影响[16,17]。这些变化的持续时间可能是可变的,如果持续存在,这些变化可能导致疾病的病程、特征和对后续治疗的反应发生不利的改变[16,17]。

　　与抗抑郁药物相关的耐受性对立模型于 1999 年首次提出[16],并在随后进行了更新[17,20,21]。它可能有三个不同的应用阶段:早期治疗、长期治疗和抗抑郁药物停药后阶段(图 4-1)。

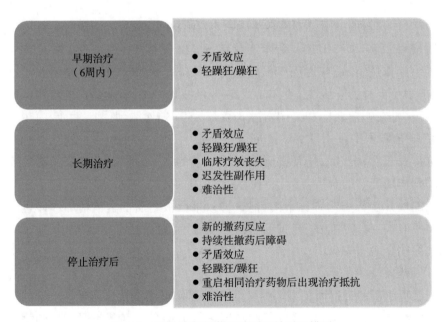

图 4-1　服用抗抑郁药物的耐受性对立模型

　　在治疗的早期阶段(6 周内),对立过程可能会导致轻躁狂 / 躁狂或矛盾反应,如抑郁的恶化。通过长期治疗,可能会出现疗效丧失和最初不会发生的副作用(如食欲增加和体重增加)[17]。这些机制也可能导致疾病进入治疗无效的过程。当药物治疗结束时,对立过程不再遇到阻力,导致潜在的新的撤药症状、持续性撤药后障碍、轻躁狂、对重新开始治疗的抵抗。从长远来看,抗抑郁药物可能增加抑郁障碍的慢性化和易感性,构成一种医源性共病。

耐受性的对立模型是复杂和多因素的,受抗抑郁药物治疗的持续时间和先前药物暴露史,以及社会心理和遗传因素的影响。因此,对立过程的存在、持续时间和特征可能因不同的抗抑郁药、不同个体而不同,甚至与同一个体使用同一种抗抑郁药的时期不同而不同。该模型具有现实意义,为临床事件提供了统一的解释,否则这些临床事件将是分散且毫无意义的。尽管模型尚未在实验研究中(包括临床前阶段)进行正式测试,但其在过去20年中得到越来越多临床研究的支持[16,17,20,21]。此外,在我的临床实践中,发现其为理解和预测抗抑郁药物可能引起的临床事件提供了一个实用的框架。

对抑郁症长期结局的影响

除了在前一章讨论过的行为毒性的各种表现外,抗抑郁药物治疗引发的对抗后果之一可能是随着治疗时间的延长,复发的可能性更高。事实上,Viguera及其同事[22]分析了27项具有不同时长的抗抑郁药物治疗和停药后的随访研究。当纳入另一项研究[23]时,经过长期治疗后,重度抑郁障碍的发作次数指标恢复,但停药后复发的风险显著增加[2]。Amsterdam和Kim[24]发现既往抗抑郁药物治疗的次数越多,抗抑郁维持治疗期间抑郁复发的风险越高。

延长药物治疗时间以维持短期的临床有效用于预防抑郁复发[25]的这一观点被大多数医生所认同。该观点的基本假设是延长缓解抑郁的治疗期是防止抑郁复发的最佳策略。然而,支持这一策略的证据主要是基于临床试验,在这些临床试验中,临床痊愈患者被随机分配到继续用药组或安慰剂组,没有对撤药和复发进行任何区分。这种假设最近受到了挑战[26-29]:无法知道在接受药物逐渐减量和停药的组别中,有多少复发实际上是撤药和撤药后综合征。此外,与单次抑郁发作的患者相比,多次抑郁发作的患者在抗抑郁药物维持阶段预防复发方面的获益明显较少[30]。这意味着,在最需要预防复发(复发性抑郁症)的时候,延长抗抑郁药物治疗不太可能有效。

　　首次抗抑郁药物治疗的持续时间与复发的关系在 9 243 名接受 SSRI 治疗的患者中进行了研究[31]。研究者对受试者随访 5 年,分为早期停药者(6 个月内停用抗抑郁药物)、长期用药者(接受抗抑郁药物治疗 6~12 个月)和持续用药者(接受抗抑郁药物治疗超过 12 个月)。早期停药者与长期用药者在复发时间上没有差异。持续用药者出现第二次发病的风险比早期停药者高出 23%。随后一项研究也证实了这些结果,该研究报告称,早期停药者和持续用药者的复发风险没有差异[32]。这意味着抗抑郁药物治疗的持续时间越长,患者复发的可能性就越大。在其他涉及各类型抗抑郁药物的纵向自然随访研究中发现,与未服用抗抑郁药的患者相比,服用抗抑郁药物者重度抑郁障碍的发生率更高,持续时间更长[33]。尽管研究结果可能会混杂抗抑郁药物被用于治疗最严重和反复发作的病例,但抗抑郁药物对普遍人群的影响似乎并不乐观[33]。

康复是一条单行道

　　多种抗抑郁药物被开发出来了,也发现其治疗严重抑郁症有效,但新型抗抑郁药物更好的耐受性已将其最初的适应证扩展到程度较轻的心境障碍。抗抑郁药物延长使用以维持和预防抑郁症复发[34]。然而,如果治疗时间超过 6 个月,可能会出现耐受性、抑郁发作增多、抗抑郁药物敏感化和矛盾效应等现象。使用抗抑郁药物的隐性成本可能会超过其明显的收益,特别是当有效的可能性较低时[34]。

　　抗抑郁药物的研究显然需要进行范式转变。一些主要的概念和临床问题可能源于抗抑郁药物的行为毒性研究,包括撤药综合征。大量抑郁症治疗研究一个隐藏的概念假设是:通过适当的治疗,抑郁障碍将回到患病前的状态,即抗抑郁药物引起的受体变化仅限于服用时或服用后不久,并且这只是一个让系统有时间适应抗抑郁药物停药的问题。这个单纯的假设与当前关于大脑可塑性的概念相背离[19]。我和我的团队所查阅的文献,特别是耐受性的对立模型,表明情感障碍的缓解 / 临床痊愈和康复是一条单行道,其特征是神经微结构的结构重塑和表观遗传机制介导的基因表达模式的不断变化[19]。

　　有痛苦撤药经历的患者往往会后悔和反思第一次服用抗抑郁药的过程。我在前一章中描述过的那个工程师学生 Emma 案例，她说，"现在我清楚了，我不需要文拉法辛。我只是经历了一段艰难的时期。抑郁症毁了我的一生，影响了我所有的未来。我还能回到以前的样子吗？"我的回答是："没有回头路，但有出路，而且你可以变得比以前更好。"

（王红星　刘晓蕾）

参考文献

[1] FAVA G A, BELAISE C. Discontinuing antidepressant drugs：lesson from a failed trial and extensive clinical experience［J］. Psychother Psychosom, 2018, 87（5）：257-267.

[2] BALDESSARINI R J, GHAEMI S N, VIGUERA A C. Tolerance in antidepressant treatment［J］. Psychother Psychosom, 2002, 71（4）：177-179.

[3] MAXWELL S R J. Pharmacodynamics for the prescriber［J］. Medicine, 2016, 44（7）：401-406.

[4] FAVA G A, GATTI A, BELAISE C, et al. Withdrawal symptoms after selective serotonin reuptake inhibitor discontinuation：a systematic review［J］. Psychother Psychosom, 2015, 84（2）：72-81.

[5] FAVA G A, BENASI G, LUCENTE M, et al. Withdrawal symptoms after serotonin-noradrenaline reuptake inhibitor discontinuation：systematic review［J］. Psychother Psychosom, 2018, 87（4）：195-203.

[6] ROSENBAUM J F, FAVA M, HOOG S L, et al. Selective serotonin reuptake inhibitor discontinuation syndrome：a randomized clinical trial［J］. Biol Psychiatry, 1998, 44（2）：77-87.

[7] HOROWITZ M A, TAYLOR D. Tapering of SSRI treatment to mitigate withdrawal symptoms［J］. Lancet Psychiatry, 2019, 6（6）：538-546.

[8] COSCI F, CHOUINARD G. Acute and persistent withdrawal syndromes following discontinuation of psychotropic medications［J］. Psychother Psychosom, 2020, 89（5）：283-306.

[9] GRAHAME-SMITH D G. "keep on taking the tablets"：pharmacological adaptation during long-term drug therapy［J］. Br J Clin Pharmacol, 1997, 44（3）：227-238.

[10] COSCI F, CHOUINARD G. The monoamine hypothesis of depression revisited：could it mechanistically novel antidepressant strategies?［M］//QUEVEDO J, CARVALHO A F, ZARATE C A. Neurobiology of depression：road to novel therapeutics. London, UK：Elsevier, 2019：63-73.

［11］COLEMAN J A, GREEN E M, GOUAUX E. X-ray structures and mechanism of the human serotonin transporter［J］. Nature, 2016, 532 (7599): 334-339.

［12］CARVALHO A F, SHARMA M S, BRUNONI A R, et al. The safety, tolerability and risks associated with the use of newer generation antidepressant drugs: a critical review of the literature［J］. Psychother Psychosom, 2016, 85 (5): 270-288.

［13］LITTRELL J L. Taking the perspective that a depressive state reflects inflammation: implications for the use of antidepressants［J］. Front Psychol, 2012 (3): 297.

［14］BESPALOV A, MÜLLER R, RELO A L, et al. Drug tolerance: a known unknown in translational neuroscience［J］. Trends Pharmacol Sci, 2016, 37 (5): 364-378.

［15］YOUNG A M, GOUDIE A J. Adaptive processes regulating tolerance to behavioral effects of drugs［M］//BLOOM F E, KUPFER D J (eds). Psychopharmacology. New York: Raven Press, 1995: 733-742.

［16］FAVA G A. Potential sensitising effects of antidepressant drugs on depression［J］. CNS Drugs, 1999 (12): 247-256.

［17］FAVA G A. May antidepressant drugs worsen the conditions they are supposed to treat? The clinical foundations of the oppositional model of tolerance［J］. Ther Adv Psychopharmacol, 2020 (10): 666431403.

［18］SHAPIRO B B. Subtherapeutic doses of SSRI antidepressants demonstrate considerable serotonin transporter occupancy: implications for tapering SSRIs［J］. Psychopharmacology (Berl), 2018, 235 (9): 2779-2781.

［19］MCEWEN B S. Epigenetic interactions and the brain-body communication［J］. Psychother Psychosom, 2017, 86 (1): 1-4.

［20］FAVA G A. Can long-term treatment with antidepressant drugs worsen the course of depression?［J］. J Clin Psychiatry, 2003, 64 (2): 123-133.

［21］FAVA G A, OFFIDANI E. The mechanisms of tolerance in antidepressant action［J］. Prog Neuropsychopharmacol Biol Psychiatry, 2011, 35 (7): 1593-1602.

［22］VIGUERA A C, BALDESSARINI R J, FRIEDBERG J. Discontinuing antidepressant treatment in major depression［J］. Harv Rev Psychiatry, 1998, 5 (6): 293-306.

［23］SCHMIDT M E, FAVA M, ZHANG S, et al. Treatment approaches to major depressive disorder relapse. Part 1: dose increase［J］. Psychother Psychosom, 2002, 71 (4): 190-194.

［24］AMSTERDAM J D, KIM T T. Prior Antidepressant treatment trials may predict a greater risk of depressive relapse during antidepressant maintenance therapy［J］. J Clin Psychopharmacol, 2019, 39 (4): 344-350.

［25］American Psychiatric Association. Practice guideline for the treatment of patients with major depressive disorder［J］. Am J Psychiatry, 2010 (167): 1-118.

［26］BALDESSARINI R J, TONDO L. Effects of Treatment Discontinuation in Clinical

Psychopharmacology［J］. Psychother Psychosom, 2019, 88（2）: 65-70.

［27］COHEN D, RECALT A. Discontinuing psychotropic drugs from participants in randomized controlled trials: a systematic review［J］. Psychother Psychosom, 2019, 88（2）: 96-104.

［28］RÉCALT A M, COHEN D. Withdrawal confounding in randomized controlled trials of antipsychotic, antidepressant, and stimulant drugs, 2000-2017［J］. Psychother Psychosom, 2019, 88（2）: 105-113.

［29］HENGARTNER M P. How effective are antidepressants for depression over the long term? A critical review of relapse prevention trials and the issue of withdrawal confounding［J］. Ther Adv Psychopharmacol, 2020（10）: 666480034.

［30］KAYMAZ N, VAN OS J, LOONEN A J, et al. Evidence that patients with single versus recurrent depressive episodes are differentially sensitive to treatment discontinuation: a meta-analysis of placebo-controlled randomized trials［J］. J Clin Psychiatry, 2008, 69（9）: 1423-1436.

［31］GARDARSDOTTIR H, VAN GEFFEN E C, STOLKER J J, et al. Does the length of the first antidepressant treatment episode influence risk and time to a second episode?［J］. J Clin Psychopharmacol, 2009, 29（1）: 69-72.

［32］GARDARSDOTTIR H, EGBERTS T C, STOLKER J J, et al. Duration of antidepressant drug treatment and its influence on risk of relapse/recurrence: immortal and neglected time bias［J］. Am J Epidemiol, 2009, 170（3）: 280-285.

［33］PATTEN S B. The impact of antidepressant treatment on population health: synthesis of data from two national data sources in Canada［J］. Popul Health Metr, 2004, 2（1）: 9.

［34］FAVA G A. Rational use of antidepressant drugs［J］. Psychother Psychosom, 2014, 83（4）: 197-204.

第 5 章　停用抗抑郁药的决定

> 停用抗抑郁药是一个复杂的医疗决定,应考虑到患者详细的临床病史,本质上是基于临床决策。停药决策应考虑到一些具体的临床情况,如治疗是否存在副作用、对抗抑郁药的反应不足和行为毒性的表现。医生的临床判断,特别是每种治疗方法都有优点和缺点的观念,是与患者分享决策的理想基础,患者应有机会表达意见和偏好。
>
> **关键词**:抗抑郁药;临床决策;循证医学;药物抵抗;副作用

停用抗抑郁药始终是一个复杂的决定,通常比简单的处方困难得多。理想情况下,应该在医生和患者共同决策下进行[1]。这一过程包括为决策分析定义问题,确定替代方案以及在时间安排、精力分配和沟通方式(包括药物相关的描述)方面创造建设性环境[1]。正如 Gupta、Miller 和 Cahill 在他们关于停药的书中所言,医生和患者都是专家,而后者是"久病成医"。然而,在实践中,这些医患合作的条件很少能够满足。医生常常受到不切实际的观点和误导性医药宣传信息的引导,并不具备决策分析必需的信息。

尽管自评量表被认为是精神药理学试验的重要组成部分[2],但患者的观点常被忽视[3]。因此,患者很少有机会对疾病情况和后续处理进行充分评估,也很少有机会进行讨论和阐述。事实上,与糖尿病和心血管疾病医学等其他专业不同,共同决策似乎并不是当前精神病学实践的特征。毫不奇怪,无论医生的建议如何,相当一部分患者在对初始急性期治疗有反应后就停止抗抑郁药物治疗[4,5]。

本章将分析目前阻碍医学决策的概念性障碍(特别关注抗抑郁药物),以及应该做出决策的具体临床情况。

合理处方和取消处方的概念性障碍

　　药物的合理使用取决于对个体患者的潜在获益和副作用的平衡[6]。实现这种平衡需要先整合不同信息来源。指南倾向于强调随机对照试验（RCT）的系统评价和荟萃分析，这是专门用于发现益处的方法[7]。观察性研究往往被认为有效性较低，尽管有证据质疑这种观点[7]。不良反应的评估主要依赖观察性研究和常规临床实践的数据，可能不会来自随机对照试验，除非这些影响发生在治疗早期并经过专门研究[6,7]。

　　当前循证医学（EBM）的特征与其最初的目的有很大不同[8]，其过度依赖 RCT 和荟萃分析，而这些分析并不是为了回答关于个体患者治疗的问题[8,9]。RCT 研究的结果可能会显示治疗对普遍随机化患者的疗效比较，但不能显示症状严重程度、共病和其他临床特征等偏离标准表现的患者的治疗效果[8,9]。Feinstein[10] 将荟萃分析比作现代科学化学之前存在的"炼金术（alchemy）"。这一比喻是希望将现有的东西转化为更好的东西（如同把普通金属变为黄金），以及使用异质性且难以识别的材料进行研究。事实上，荟萃分析通常包括高度异质性的研究，并将相互矛盾的结果归因于随机变异性，而不同的结果可能反映不同的患者群体、入组和研究方案特征[8,11]。毫不奇怪，荟萃分析的结果往往服务于既得利益者[8]，而对患者护理的指导作用有限[12]。

　　循证医学并不代表医学的科学方法，其只是对临床实践的科学方法的限制性解释[8]。这种方法在决策分析中需要整合。Horwitz 等[13] 开发了一种在随机对照试验中的临床调查方法，可以提高结果在临床决策中的适用性。该团队重新分析了 β 受体阻滞剂治疗心脏病发作试验，发现普萘洛尔降低了急性心肌梗死幸存患者的平均死亡风险，而对于具有特定联合治疗史的亚组人群，普萘洛尔是有害的。如果我们接受这样一种可能性，即一般情况下有益的治疗可能对某些人无效，甚至对另一些人有害，那么给定的治疗可能对特定类别或亚组的受试者没有价值，这些受试者是以更具体的临床特征分类或分组（与 RCT 合格标准相比）[13]。Richardson 和 Doster[14] 建议在循证决策过程中考虑三个维度：治疗方案的潜在获益、对治疗方案的反应性以及对治疗不良反应的易感性。循证医学关注的是治疗对基线风险可能带来的潜在获益，但很可能忽略了其他两个维度。针对个体患者,临床医生需要清楚地说明特定治疗的潜在获益,有效性的预测因子以及治疗行为可能引发的潜在不良事件[14-16]。这种平衡的实现因难以整合不同信息来源而受阻,特别是当人们普遍不了解与之相关的事件时(如抗抑郁药物撤药的情况)[17]。

临床情况

无论主动方是谁(患者还是处方者),有些特定情况可能会决定是否需要停用某种特定的抗抑郁药物。我将在此部分提到我认为最常见和最麻烦的问题,但该列表(框 5-1)绝不是详尽无遗。在大多数情况下,中断抗抑郁药物的决定应该权衡不治疗抑郁症的风险。

框 5-1　使用新一代抗抑郁药物相关的主要医疗不良事件
• 消化系统问题(恶心、呕吐、出血)。
• 肝毒性。
• 过敏反应(皮肤和血管)。
• 体重增加和代谢紊乱。
• 心血管问题。
• 泌尿系统问题(尿潴留、尿失禁)。
• 低钠血症。
• 骨质疏松和骨折风险。
• 出血。
• 眼科问题(青光眼、白内障)。
• 中枢神经系统问题(头痛、癫痫发作阈值降低、锥体外系副作用、卒中风险)。

(一)药物副作用

长期使用新型抗抑郁药物(如 SSRI 和 SNRI)治疗可能会导致严重的药物副作用(如胃肠道症状、体重增加、心血管问题、出血)[18],可能需要停药并进行密切的医疗监测(框 5-1)。TCA 会引起口干和便秘等副作用,主要在治疗开始时出现,并随着时间的推移逐渐减少,而新一代抗抑郁药通常会在治疗几个月后表现出最令人困扰的副作用[18]。其中一些副作用(如体重增加的延迟出现),可能可以用前一章描述的耐受性的对立模型来解释[19]。事实上,有人认为抗抑郁药物的使用增加可能是肥胖流行的驱动力[20]。在其他病例中,某些副作用会在治疗开始时出现,并在治疗过程中产生累积毒性,例如与使用 SSRI 和 SNRI 相关的胃部症状[18]。这种紊乱的发生可能引发级联医源性疾病(cascade iatrogenesis),可能需要质子泵抑制剂,但后者可能与重度抑郁障碍的风险相关[21]。其他类型的药物副作用,例如心血管副作用(QT 间期延长、基础心率和心率变异性、高血压、直立性低血压)在治疗期间可能会有不同的发作[18, 22]。与预期相反,在与心血管事件相关的死亡率方面,尚未发现新型抗抑郁药物优于 TCA[22]。

如下述病例所示,药物副作用可能会随着停用抗抑郁药而消退。其他情况下,药物副作用在停用抗抑郁药后持续存在,这就提出了与持续性撤药后障碍有关的问题。

Esther 是一位 68 岁的家庭主妇,在丈夫去世后,她服用了文拉法辛(每天 75mg),尽管她没有表现出严重的抑郁,只是出现了可以理解的悲伤反应。服用文拉法辛后不久,她的血压(在此之前用利尿剂控制良好)变得难以控制。她正在服用两种额外的降压药物,但在进行评估时,血压并没有得到很好的控制。她还表现出情绪低落、焦虑和烦躁。因此,我决定逐渐减量并停用文拉法辛(因其与高血压有关[18],且对患者的抑郁无效),并用氯硝西泮(0.5 mg,每日 2 次)替代。Esther 在减量和停用文拉法辛时没有出现任何问题,并对氯硝西泮反应良好。她的血压下降了,且仅使用利尿剂就取得了满意的控制效果。

(二)怀孕和哺乳

孕期使用抗抑郁药物的潜在有害影响相关的文献越来越多,包括新生儿的出生缺陷和撤药综合征[18]。抗抑郁药物也会在哺乳期进入孩子体内[18]。要求停止服用抗抑郁药物的可能是患者本人,其在网上读到了这些有害影响的信息。在最理想的情况下,患者可能会在怀孕之前提出("我计划怀孕,我想摆脱这些药物")。然而,通常情况下,这个要求是在怀孕的不同阶段提出的。与妇科医生的密切配合至关重要。

(三)矛盾效应和转为双相障碍

如第 3 章所述,转变为轻躁狂或躁狂、淡漠、自杀倾向的发作和抑郁情绪的恶化,可能提示有必要停止抗抑郁药物治疗。

（四）缺乏或丧失疗效

尽管足量足疗程，一种特定的抗抑郁药物可能在一开始就没有效果，或者在使用一段时间后失去效果，如第 3 章所述。以前有效的抗抑郁药也可能失效（药物抵抗）。

（五）初始处方的原因不明并自动延长治疗

当患者意志消沉和 / 或处于应激压力之下时，医生通常会在没有明确的精神科指征的情况下处方抗抑郁药物，并且药物使用可能会延长数年[23]，正如前几章描述的临床案例。在这种情况下，临床医生和患者可能希望验证延长治疗的有效性。

（六）计划停药

医生可能会处方抗抑郁药并计划在预定时间内使用。在抑郁症的序贯治疗中，对药物治疗有效的患者接受心理治疗，同时逐渐减量和停用抗抑郁药物[24]。该设计已用于多项随机对照试验（RCT），并被发现具有显著的益处[24,25]。与计划停药相比，没有发现持续服用抗抑郁药物具有显著优势[24,25]。

（七）改善临床状况

因情感障碍或焦虑障碍而服用抗抑郁药物的患者可能会好转，患者可能要求停药。另一种情况可能与在治疗方案中加入心理治疗后继发的改善有关，正如关于惊恐障碍的行为治疗后停用 SSRI 的研究中发现的那样[26]。

（八）患者的偏好

虽然被列在最后，但这是一个至关重要的问题，特别是在以共同决策为特点的情境下。如果患者希望减量和停用抗抑郁药，并且该请求有一定合理性，那么最好让临床医生监控该过程，而不是让患者自己安排。患者可能会在抗抑郁药物充分发挥作用之前（至少 4~6 周），在非常不合适的时间或由于副作用（但这些副作用都可以预见且大概率会消退）而表示希望停止使用抗抑郁药物。近期，我收到一位患者的邮件，他在服用抗抑郁药物 5 周后感觉很好。他问我能否突然停药一周再继续服用,"看看会发生什么"。无论这些要求有多奇怪,都应该花时间来讨论。

临床判断和共同决策的作用

　　前一部分探讨了做出停止服用抗抑郁药物决定的主要临床情况。这些情况各不相同,人们可能想知道相同的方法是否对所有人都可行。此外,治疗结果是若干类变量与选定治疗相互作用的累积结果:生活条件(如住房、营养、工作环境、社会支持)、患者特征(如年龄、性别、遗传、总体健康状况、性格、幸福感)、疾病特征和既往治疗史、自我管理和治疗背景(如医生的态度和关注、患者疾病行为)[27]。这些变量可能是治疗性的,也可能是反治疗的。在某些患者中,两者的相互作用可能导致临床改善;而在其他情况下,可能没有效果;第三种情况下,可能导致病情恶化[13]。

　　这种多因素框架也适用于决定是否停药这一治疗决策(图 5-1)。"取消处方"一词是对近年来出现的"过度处方"的一种可以理解的反应[1],但其传达的意思是:你只是减去了某些东西,随之而来的是易感性,而不是用一种治疗替代另一种治疗。

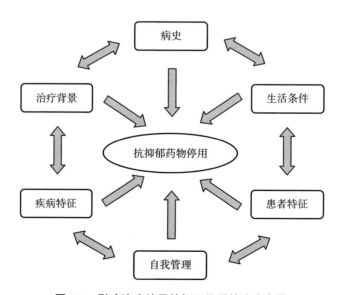

图 5-1　影响治疗结果的相互作用的治疗变量

正如循证医学的开拓者之一 Gordon Guyatt 所说,在特定临床情况下不存在单一的正确决定,应评估每种治疗行为的潜在危害和风险[28]。事实上,循证医学模型最初的表述方式强调了信息的多种来源,以及如何将其与共同决策中的判断相结合,以确保人群健康[29]。然而,在之后的几年里,既得利益和对临床问题的不熟悉传达了这样的信息:针对特定疾病的治疗只有一种选择。遵循指南的医生坚信应用最佳证据并保持"科学性",并没有意识到其只是被引导以某种方式看待问题,治疗普遍患者而不是个体患者,遵循被操纵的荟萃分析的不真实的结果[8]。同样,循证医学流行的简化主义的实践带来的限制性的意识形态导致了临床医生忽视"非特定"成分是可选的和没有影响力的,经常提到"没有证据表明它们有效"的事实,而不是意识到综合考虑各积极因素(改善和强化护理)往往会带来实践上的改进[27]。

临床医生需要清楚地了解特定治疗的潜在获益、有效性的预测因子以及治疗行为可能引发的潜在不良事件[8,29,29]。临床判断作为将现有证据应用于个案的方法,在患者护理中始终具有重要意义。Engel[30]指出,临床科学的关键特征在于其对人性的明确关注,观察(外在观察)、内省(内在观察)和对话(交互观察)是临床评估和使患者数据真正科学化的三种基本方法。1967 年 Alvan Feinstein 发表了一篇专著,分析临床判断和医学评估的深层原因,例如症状、体征和个体表现的时间的评估[31]。当我们评估图 5-1 中所示的要素时,就是在进行临床判断。

在日常实践中,精神科医生使用观察、描述和分类,检验解释性假设,并制定临床决策。在评估患者是否需要住院(或者可以出院)、决定患者是否需要治疗(以及治疗类型)以及设计随访或干预的时间安排时,精神科医生和任何其他临床医生一样,使用的不过是临床判断的科学方法[32]。但是,这种方法缺乏批判性思维[32]。

(王红星　赵文凤)

参考文献

[1] GUPTA S, MILLER R, Cahill J D. Deprescribing in psychiatry[M]. New York: Oxford University Press, 2019.

[2] FAVA G A, TOMBA E, BECH P. Clinical Pharmacopsychology: Conceptual Foundations and Emerging Tasks[J]. Psychother Psychosom, 2017, 86(3): 134-140.

[3] GUY A, BROWN M, LEWIS S, et al. The "patient voice": patients who experience antidepressant withdrawal symptoms are often dismissed, or misdiagnosed with relapse, or a new medical condition[J]. Ther Adv Psychopharmacol, 2020(10): 2045125320967183.

[4] SIMON G E, VONKORFF M, HEILIGENSTEIN J H, et al. Initial antidepressant choice in primary care. Effectiveness and cost of fluoxetine vs tricyclic antidepressants[J]. JAMA, 1996, 275(24): 1897-1902.

[5] DUNN R L, DONOGHUE J M, OZMINKOWSKI R J, et al. Longitudinal patterns of antidepressant prescribing in primary care in the UK: comparison with treatment guidelines[J]. J Psychopharmacol, 1999, 13(2): 136-143.

[6] VANDENBROUCKE J P, PSATY B M. Benefits and risks of drug treatments: how to combine the best evidence on benefits with the best data about adverse effects[J]. JAMA, 2008, 300(20): 2417-2419.

[7] CONCATO J, SHAH N, HORWITZ R I. Randomized, controlled trials, observational studies, and the hierarchy of research designs[J]. N Engl J Med, 2000, 342(25): 1887-1892.

[8] FAVA G A. Evidence-based medicine was bound to fail: a report to Alvan Feinstein[J]. J Clin Epidemiol, 2017(84): 3-7.

[9] FEINSTEIN A R, HORWITZ R I. Problems in the "evidence" of "evidence-based medicine"[J]. Am J Med, 1997, 103(6): 529-535.

[10] FEINSTEIN A R. Meta-analysis: statistical alchemy for the 21st century[J]. J Clin Epidemiol, 1995, 48(1): 71-79.

[11] JANE-WIT D, HORWITZ R I, CONCATO J. Variation in results from randomized, controlled trials: stochastic or systematic?[J]. J Clin Epidemiol, 2010, 63(1): 56-63.

[12] CONCATO J, HORWITZ R I. Limited usefulness of meta-analysis for informing patient care[J]. Psychother Psychosom, 2019, 88(5): 257-262.

[13] HORWITZ R I, SINGER B H, MAKUCH R W, et al. Can treatment that is helpful on average be harmful to some patients? A study of the conflicting information needs of clinical inquiry and drug regulation[J]. J Clin Epidemiol, 1996, 49(4): 395-400.

[14] RICHARDSON W S, DOSTER L M. Comorbidity and multimorbidity need to be placed in the context of a framework of risk, responsiveness, and vulnerability[J]. J Clin Epidemiol, 2014, 67(3): 244-246.

[15] VANDENBROUCKE J P, PSATY B M. Benefits and risks of drug treatments: how to

combine the best evidence on benefits with the best data about adverse effects[J]. JAMA, 2008, 300 (20): 2417-2419.

[16] FAVA G A. Rational use of antidepressant drugs[J]. Psychother Psychosom, 2014, 83 (4): 197-204.

[17] FAVA G A, BELAISE C. Discontinuing antidepressant drugs: lesson from a failed trial and extensive clinical experience[J]. Psychother Psychosom, 2018, 87 (5): 257-267.

[18] CARVALHO A F, SHARMA M S, BRUNONI A R, et al. The safety, tolerability and risks associated with the use of newer generation antidepressant drugs[J]. Psychother Psychosom, 2016, 85 (5): 270-288.

[19] PATTEN S B, WILLIAMS J V, LAVORATO D H, et al. Major depression, antidepressant medication and the risk of obesity[J]. Psychother Psychosom, 2009, 78 (3): 182-186.

[20] LEE S H, PAZ-FILHO G, MASTRONARDI C, et al. Is increased antidepressant exposure a contributory factor to the obesity pandemic?[J]. Transl Psychiatry, 2016, 6 (3): e759.

[21] HUANG W S, BAI Y M, HSU J W, et al. Use of proton pump inhibitors and risk of major depressive disorder[J]. Psychother Psychosom, 2018, 87 (1): 62-64.

[22] MASLEJ M M, BOLKER B M, RUSSELL M J, et al. The mortality and myocardial effects of antidepressants are moderated by preexisting cardiovascular disease[J]. Psychother Psychosom, 2017, 86 (5): 268-282.

[23] HUIJBREGTS K M, HOOGENDOORN A, SLOTTJE P, et al. Long-term and short-term antidepressant use in general practice[J]. Psychother Psychosom, 2017, 86 (6): 362-369.

[24] GUIDI J, TOMBA E, FAVA G A. The sequential integration of pharmacotherapy and psychotherapy in the treatment of major depressive disorder: a meta-analysis of the sequential model and a critical review of the literature[J]. Am J Psychiatry, 2016, 173 (2): 128-137.

[25] GUIDI J, FAVA G A. Sequential combination of pharmacotherapy and psychotherapy in major depressive disorder: a systematic review and meta-analysis[J]. JAMA Psychiatry, 2021, 78 (3): 261-269.

[26] FAVA G A, BERNARDI M, TOMBA E, et al. Effects of gradual discontinuation of selective serotonin reuptake inhibitors in panic disorder with agoraphobia[J]. Int J Neuropsychopharmacol, 2007, 10 (6): 835-838.

[27] FAVA G A, GUIDI J, RAFANELLI C, et al. The clinical inadequacy of the placebo model and the development of an alternative conceptual framework[J]. Psychother Psychosom, 2017, 86 (6): 332-340.

[28] GUYATT G. EBM has not only called out the problems but offered solutions [J]. J Clin Epidemiol, 2017 (84): 8-10.

[29] RICHARDSON W S. The practice of evidence-based medicine involves the care of whole persons [J]. J Clin Epidemiol, 2017 (84): 18-21.

[30] ENGEL G L. How much longer must medicine's science be bound by a seventeenth century world view? [J]. Psychother Psychosom, 1992, 57 (1-2): 3-16.

[31] FEINSTEIN A R. Clinical Judgment [M]. Baltimore: Williams & Wilkins, 1967.

[32] FAVA G A. Clinical judgment in psychiatry. Requiem or reveille? [J]. Nord J Psychiatry, 2013, 67 (1): 1-10.

第6章 抗抑郁药停药的指导性解决方案

指导抗抑郁药物的停用需要对当前的门诊模式进行改进,以便最大限度地发挥专科医生以及医疗团队中其他临床医生的专长。基本单元包括一名精神科医生(具有足够的精神药理学和心理治疗背景)、一名内科医生和四名临床心理治疗师,他们可以在精神科医生初步评估后提供循证治疗。基本单元的功能着重于反复评估、治疗顺序组合以及团队成员的密切协作。另一种配置可能是专门针对精神类药物停药所带来的问题的临床药理心理学服务。

关键词:情感障碍项目;临床药理心理学服务;内科;精神病学;精神药品

我在具有某些特定特征的临床环境中已经积累了停用抗抑郁药物的大部分临床经验。这是 20 世纪 90 年代初在意大利北部建立的一个情感障碍项目,旨在将序贯模型应用于情感障碍和焦虑障碍的治疗[1]。序贯模型包括两种治疗形式的连续应用:药物治疗后的心理治疗,心理治疗后的药物治疗,心理治疗或药物治疗策略的连续使用[1]。这是一种两阶段的强化方法,源于这样一种认识,即在研究和临床实践中,采用一个疗程的特定干预措施(无论是药物治疗还是心理治疗)不太可能解决患者的情感障碍。情感障碍项目是在精神科医生、内科医生和临床心理学家的共同努力下运行的。最初的运行很快扩展到特殊问题门诊,旨在为异常的和/或复杂的和/或难治性病例提供解决办法。转诊来源可能是初级保健医生和其他医学专家、临床心理学家、精神科专家或自己转诊的患者。

作为提供初步评估的精神科医生(以及大多数病例的后续药物治疗和部分病例的心理治疗),我遇到了停用抗抑郁药物所带来的问题。例如,心理学家转诊的患者,焦虑障碍(例如恐慌和恐怖症)接受心理治疗后有所缓解,但很难摆脱药物[2]。或者,初级保健医生给患者的处方主要是 SSRI 和 SNRI 类药物,但无法找到停药的方法,因此寻求帮助。或者是来自全国各地的同行们,他们自己服用了抗抑郁药,想知道摆脱困境的秘诀在哪里。我积累了非常丰富的临床经验(数百例病例),与其他的临床经验一样,这些经验在严重性、持续性、药物抵抗和并发症方面发生了很大的变化。显然,在停用抗抑郁药时没有遇到问题的患者不太可能来找我。我的经验也倾向于具有另一个特点:几乎所有的案例,最初的处方都不来自我(因为我很少处方 SSRI 类药物,而且我从未处方过 SNRI 类药物)。因此,我了解到用药史是多么重要(和困难),下一章将详细讨论。多年来,我逐渐明白了这样一个事实:即停止服用抗抑郁药物通常比继续服用抗抑郁药物更为复杂和更有技术性;患者可以免于撤药,但不能避免复发;如果想对停止使用抗抑郁药的患者提供足够的支持,建立序贯治疗模型的结构是绝对必要的。事实上,我认为,在没有医疗咨询和足够的心理治疗支持的情况下停用抗抑郁药会给患者带来巨大的风险,并且往往会失败。另一种替代方案可以是专门针对停用精神药物的临床服务。

我将在此部分概述情感障碍项目提供的模式以及由佛罗伦萨大学的 Fiammetta Cosci 发起的另一种服务类型,作为停用抗抑郁药物的临床示例。

情感障碍门诊的新模式

本部分将详述门诊基本运作单元的人员配置、功能和整合方式,根据服务患者的数量和需求将其倍增[3]。基本单元包括一名精神科医生、一名内科医生和四名心理治疗师,在我们的案例中是临床心理学家。精神科医生应具有足够的精神药理学和心理治疗的知识。无论精神科医生是否会在临床上提供心理治疗,进行心理治疗的经验都是必不可少的,因为心理治疗转诊需要对所建议的心理治疗的适应证和禁忌证有深入的了解。内科医生应能够提供专门的医疗评估,尤其是内分泌和心血管问题的评估,并熟悉精神药物的使用。心理治疗师在基于循证心理治疗(如认知行为疗法)方面可能拥有不同程度的经验,特别强调监督自我治疗的方法(如暴露疗法)以及患者在康复过程中的作用,包括饮食和运动[3]。

门诊的运作需要团队成员之间密切合作,并反复进行精神评估和医学评估[3]。

（一）精神评估

目前在全球得到大多数认可的临床模式中,诊断和治疗计划通常在一次初诊后制定,并在随后的几个月或几年内进行跟踪,而不安排任何额外的时间进行重新评估。该方法是从一元论、横断面来看待疾病,这种方法隐含了这样的假设,即:疾病是不会演变的,诊断不会随时间的变化而改变[3]。例如,明显的典型单相重度抑郁障碍被重新诊断为双相情感障碍并不罕见,因为在最初的评估中,躁狂发作的前驱症状被忽视或掩盖了。准确的诊断和有效的治疗通常取决于反复评估,但在标准的临床治疗中,医生没有足够的时间来完成这一过程[3]。即使治疗师有足够的专业知识来完善诊断,也没有时间和合适的治疗模式与医生共同探讨,以进行综合考虑。

（二）医学评估

20%~50% 的精神病患者有活动性的内科疾病[4,5],抗抑郁药等精神药物可能带来额外的医疗风险[6]。充分了解患者的身体状况不仅对明确精神症状很重要,而且对确定是否需要进行一般医疗护理以及选择与疾病及其治疗不会产生不利影响的精神治疗方法都很重要。众所周知,医学诊断取决于详细的病史和体格检查,以及实验室检查[4,7]。然而,精神科医生或其他人很少在临床中进行评估[8]。

反复的精神评估和医学评估是停用抗抑郁药的主要依据。还应指出的是,能够与医学同行充分合作并不容易。我记得曾经给一位正在接受抗凝治疗的心脏病专家发过一封邮件,提醒他我将逐渐减量并停用正在服用的舍曲林(舍曲林是在没有任何合理理由的情况下处方的),并且治疗可能需要调整。他在邮件中气愤地回复说,据他所知,我们之间没有任何互动(我必须说,很少),我应该管好自己的事。我的导师 Robert Kellner 曾经说过,医学中最困难的部分是与同行打交道,而不是与患者打交道。事实上,拥有一位了解在精神病学治疗中遇到的问题(包括与停用精神药物有关的问题)的内科医生是一个相当大的优势。例如前一章中描述的 Esther 案例,她因服用文拉法辛而导致高血压恶化。停用文拉法辛后,必须调整抗高血压治疗,这对于精神科医生来说通常是个棘手的问题。或者一位服用 SSRI 药物的患者,其因胃部疾病(可能是服用 SSRI 类药物引起的)而服用质子泵抑制剂,但效果有限,一旦停用 SSRI,就需要内科医生重新评估患者是否需要继续服用质子泵抑制剂。

临床药物心理学服务

过去的二十年,互联网已成为试图停止服用抗抑郁药或患有持续性撤药后障碍患者宝贵的支持来源[9,10]。事实上,互联网是最近推出的一种新型临床服务的主要转诊来源[11]。"临床药物心理学服务"源自临床心理学的一个新领域,该领域涉及药物的心理影响[11,12]。临床药物心理学的领域包括精神药物的临床获益、预测疗效的特征、治疗引起的易感性(副作用、行为毒性、医源性共病)以及药物治疗与心理变量之间的相互作用。其目的是全面评估 Per Bech 所提出的"精神药理测量三角"相关的临床变化[13]:①想要的和预期的治疗效果;②治疗引起的不良反应;③患者自身对幸福和 / 或生活质量变化的个人体验。该服务进行的评估在很大程度上依赖远程医疗和互联网干预,是多学科专家共同努力(精神科医生、临床心理学家、内科医生)的结果,类似于前文描述的情感障碍项目模式。

在医疗服务中寻找一席之地

一位初级保健医生向我寻求建议,当时他正在经历离婚的痛苦,自行每天服用 20mg 帕罗西汀。

我看到我的许多患者从这种药物中获益匪浅,我想我也可以成为其中之一。事实上也确实起效了:几周后,我感觉轻松了一些,睡眠也改善了。但我和前妻的问题还没有解决,我想把孩子们从我们的争吵中解救出来,但这并不容易,所以我想我最好继续服用帕罗西汀,作为一种保护措施。几年后,情况有所好转,我认为是时候停药了。我知道我必须逐渐停用,所以我把 20mg 药片减量了。噩梦出现了:躯体化症状突然加重,注意力完全丧失(我甚至不能完成本职工作)。我把药物恢复成原来的剂量,情况有所好转。我记得我的一些患者也遇到过这种情况,我曾向我

熟悉的几位精神科医生咨询与我有类似问题的患者的情况，他们只是建议重新服用之前服用的药物即可。所以我想也许我还没准备好，就等了几个月。但同样的情况再次发生。我再次询问了一位精神科医生，她说："你只是复发，请继续服药"。我知道这不是真的：什么复发？我从未体验过我在患者身上见到的那种抑郁。我意识到我孤立无援，我得了一种疾病，不知该何去何从。作为一名初级保健医生，我很擅长把患者转诊到恰当的专科医生，但我无法为自己做任何事。

　　这个故事让我想起了 George Engel 于 1960 年发表的一篇其最重要的论文《健康与疾病的统一概念》（*A Unified Concept of Health and Disease*）[14] 中所写的内容"对疾病的传统态度实际上倾向于将疾病归类为医生可以理解或认识的疾病和 / 或其认为可以通过干预得到帮助的疾病。这种态度一直困扰着医学的发展历史，并且仍然阻碍医生将疾病作为一种自然现象来充分认识"。

　　目前，在临床上，针对那些因抗抑郁药减量和停药过程中，可能出现各种症状和痛苦的患者，应考虑到"医源性"的因素[15]。

（王红星　张盼盼）

参考文献

[1] FAVA G A. Sequential treatment：a new way of integrating pharmacotherapy and psychotherapy［J］. Psychother Psychosom, 1999, 68（5）: 227-229.

[2] FAVA G A, BERNARDI M, TOMBA E, et al. Effects of gradual discontinuation of selective serotonin reuptake inhibitors in panic disorder with agoraphobia［J］. Int J Neuropsychopharmacol, 2007, 10（6）: 835-838.

[3] FAVA G A, PARK S K, DUBOVSKY S L. The mental health clinic: a new model［J］. World Psychiatry, 2008, 7（3）: 177-181.

[4] SCHIFFER R, KLEIN R F, SIDER R C. The medical evaluation of psychiatric patients［M］. New York: Plenum Press, 1988.

[5] SARTORIUS N, HOLT RIG, MAJ M. Comorbidity of mental and physical disorders［M］. Basel: Karger, 2015.

[6] CARVALHO A F, SHARMA M S, BRUNONI A R, et al. The safety, tolerability and risks associated with the use of newer generation antidepressant drugs［J］. Psychother Psychosom, 2016, 85（5）: 270-288.

[7] SONINO N, PERUZZI P. A psychoneuroendocrinology service [J]. Psychother Psychosom, 2009, 78 (6): 346-351.

[8] MCINTYRE J S, ROMANO J. Is there a stethoscope in the house (and is it used)? [J]. Arch Gen Psychiatry, 1977, 34 (10): 1147-1151.

[9] BELAISE C, GATTI A, CHOUINARD V A, et al. Patient online report of selective serotonin reuptake inhibitor-induced persistent postwithdrawal anxiety and mood disorders [J]. Psychother Psychosom, 2012, 81 (6): 386-388.

[10] HENGARTNER M P, SCHULTHESS L, SORENSEN A, et al. Protracted withdrawal syndrome after stopping antidepressants: a descriptive quantitative analysis of consumer narratives from a large internet forum [J]. Ther Adv Psychopharmacol, 2020 (10): 666421155.

[11] COSCI F, GUIDI J, TOMBA E, et al. The emerging role of clinical pharmacopsychology [J]. Clinical Psychology in Europe, 2019 (1): 35128.

[12] FAVA G A, TOMBA E, BECH P. Clinical pharmacopsychology: conceptual foundations and emerging tasks [J]. Psychother Psychosom, 2017, 86 (3): 134-140.

[13] BECH P. Applied psychometrics in clinical psychiatry: the pharmacopsychometric triangle [J]. Acta Psychiatr Scand, 2009, 120 (5): 400-409.

[14] ENGEL G L. A unified concept of health and disease [J]. Perspect Biol Med, 1960 (3): 459-485.

[15] FAVA G A, RAFANELLI C. Iatrogenic Factors in Psychopathology [J]. Psychother Psychosom, 2019, 88 (3): 129-140.

第7章　临床评估的作用

在抗抑郁药停药的诊断标准（DSM-5）中，需要结合专门的临床测量方法，以便于收集数据、组织证据和制定治疗计划。除常规临床评估外，将评估转化为临床决策还需要结合以下临床因素：治疗史和疾病分期、评估当前临床状态、（对个体）宏观分析以及监测药物减量及停药过程。

关键词：临床测量学；诊断标准；医源性共病；宏观分析；疾病分期

DSM-5[1]等诊断标准已成为病例诊断和治疗的基础。其强调的是使诊断评估过程标准化[2]，并且很多时候处方药物是这一临床过程的唯一自动转换。

传统精神医学的临床分类不包括症状模式、疾病严重程度、共病的影响、症状出现的时间、疾病进展速度、对既往治疗的反应性，以及其他能辨别患者主要预后和疗效差异的临床要点，这些患者看似相仿，实则是因为遵循了相同的精神疾病诊断标准而诊断的[3]。很少有人会考虑到精神疾病的临床过程，即如何制定导致医疗决策的临床判断[3]。

1982年，Alvan Feinstein提出了"临床测量学（clinimetrics）"[4]一词，以表示一个与测量临床问题有关的领域，而这些问题在传统的临床分类学中尚无一席之地。这些问题包括症状类型、严重程度和发生顺序；疾病进展速度（疾病分期）；共病的严重程度；既往治疗的效果；相关功能的问题；医疗决策依据（例如治疗选择）以及日常生活的许多其他方面（例如幸福感和痛苦）[5,6]。精神病学中的临床测量学研究为临床判断的作用和功能[3]以及既往治疗的长期影响[7]产生了重要影响。

在过去二十年里，服用精神病药物的人数急剧增加。据报道，每六个美国成年人中就有一个在一年内至少服用一次精神病药物，每十个病例中就有八个长期服用[8]。抗抑郁药在所有使用药物中名列前茅[8]。由于在医学和精神病学中频繁联合使用多重药物,该问题变得更加复杂[9]。

精神病学中的现行诊断方法[1,2]适用于未接受药物治疗且未充分考虑医源性共病问题的患者。适合这种诊断方法的患者很少:在临床实践中看到的大多数精神疾病患者在第一次做精神或心理评估时都已接受了某种类型的精神药物治疗,这些患者需要评价医源性因素。

因此,指导停用抗抑郁药的诊断标准需与特定的临床测量方法相结合,以便收集数据、组织证据和制定治疗计划,但在实践中并不经常如此操作。除常规临床评估外[2],本章将概述临床测量的相关因素,诸如治疗史和疾病阶段、当前临床状态评估、(对个体)宏观分析和监测药物减量及停药过程等。我认为这样的评估对于第 5 章中所描述的临床情况做出有依据的决定是必要的。当临床医生的实际处方选择与其他医生处方过的抗抑郁药不同时,这种准确评估尤其重要。

治疗史及疾病分期

在精神障碍和心理评估中,人们对收集与既往治疗相关的信息不够重视。例如,美国精神病学会《成人精神病评估实践指南(第三版)》(*Practice Guidelines for the Psychiatric Evaluation of Adults*, 3rd edition)[2]确实提到了回顾既往精神病治疗史的重要性,无论是开放式提问还是依次详细询问每种治疗的情况。然而,该指南并未提供任何具体指示,尤其是没有说明什么类型的信息有意义。

第一个关键点是收集既往抗抑郁药治疗的数据,不仅包括疗效,还包括不良反应的发生情况,特别是行为毒性现象,如框 7-1 所示。这些问题可能需要一些时间,且存在以下一些完全不同的情况:患者可能没有既往抗抑郁药使用的相关信息材料(例如,我的秘书总是提醒患者带上所有医疗信息,但患者经常忘记)或可能不记得。有时患者需在后续评估中重新检查信息,或者要从家属那里获取信息。

框 7-1　评估抗抑郁药物行为毒性的关键问题
1. 过去使用的抗抑郁药物的顺序是什么(持续时间、剂量、依从性)? 应特别注意同时使用的药物和药物滥用的情况。
2. 是否有满意的疗效?

> 3. 这些药物或联合用药是否有任何矛盾效应（例如，抑郁加剧）？
> 4. 在治疗期间或治疗后是否立即出现了任何向相反情况的转变（例如，抗抑郁药物引起的轻躁狂或躁狂）？
> 5. 在长期抗抑郁治疗期间，尽管依从性良好，是否有任何临床效果降低？
> 6. 停药期后再次开始之前有效的药物治疗是否缺乏反应？
> 7. 患者是否有抗抑郁药物难治？
> 8. 逐渐减量和 / 或停用抗抑郁药物时是否出现撤药综合征？是否有持续的撤药后综合征？

　　不要将信息限于精神病药物，而应将信息搜集延伸到可能诱导精神综合征的相关药物[10]，这一点非常重要，特别是与抑郁发作相关的药物[11-13]，例如糖皮质激素、抗惊厥药物、口服避孕药、促性腺激素释放激素（GnRH）激动剂、他莫昔芬和干扰素等。一项大型横断面调查[14]表明，服用可能会引起抑郁发作（不良反应）的多种药物导致并发抑郁的可能性更高。

　　收集有关既往心理治疗的信息（如果有）也同样重要，因为这些信息可能会影响未来的适应证。与治疗史同时收集的信息有助于其应用于分期方法。

　　长期以来，精神病学一直忽视将疾病分期当作精神障碍纵向发展的分类模式。1993 年，Robert Kellner 和我[15]在精神病分类中引入了疾病分期的临床评估概念。因此，一旦某项指标确定存在特定疾病状态（诊断标准），就需要评估其严重性、程度和纵向特征[15,16]。图 7-1 概述了重度抑郁障碍疾病分期的基本分类。前驱期（1 期）表现为抑郁症状发作，主要是焦虑、情绪暴躁、快感缺失和睡眠障碍。前驱症状的个体差异很大，然而，对于特定患者而言，不同疾病发作往往有相似的前驱症状[15,16]。到 2 期，患者出现重度抑郁发作。接下来可能进入残留期（3 期），残留症状是复发的强预测因子[16]。疾病的急性表现可能会掩盖某些前驱症状，但如果残留症状持续存在，将演变为复发的前驱症状。Detre 和 Jarecki[17]提供了一种将精神病前驱症状和残留症状联系起来的模式，定义为回退现象（rollback phenomenon）：随着疾病缓解，会逐步重现在疾病发展期间观察到的许多（临床症状）阶段和症状，但顺序是相反的。疾病的进展时间与恢复阶段的持续时间之间也有时间关系。在心境障碍和焦虑障碍患者中证实存在回退现象[16]。4 期呈现慢性特征，可表现为复发性抑郁或双重抑郁（持续性抑郁伴重度抑郁障碍发作），或持续 2 年以上不间断的慢性重度抑郁障碍。

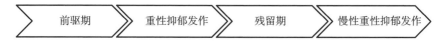

图 7-1　抑郁障碍的纵向发展（疾病分期）

　　疾病分期也考虑到疾病对特定治疗的反应,特别是治疗耐受性[16],后者可能由行为毒性的医源性表现引起[18]。这些表现也可根据耐受性的对立模型来看,并根据疾病分期方法进行分类（框 7-2）[18]。尽管没有公开的数据,但可以想象,在药物逐渐减量期间或停药后,1 期及以上各期可能面临撤药综合征的风险。事实上,我的临床经验也支持这种关联。

框 7-2　根据疾病分期方法评估当前和 / 或 既往抑郁发作中的耐受性对立的表现 *
阶段 0: 没有发生以下事件
1. 矛盾效应（例如,抗抑郁药物导致抑郁加重）。
2. 在使用抗抑郁药物期间出现轻躁狂或躁狂。
3. 尽管充分依从,但抗抑郁药物的临床疗效丧失。
4. 停药期后再次开始治疗时,对之前有效的抗抑郁药治疗缺乏反应。
5. 在逐渐减量和 / 或换药和 / 或停用抗抑郁药物后出现撤药综合征。
6. 在停药后出现持续的撤药后综合征。
阶段 1: 发生以上事件中的一项
阶段 2: 发生以上事件中的两项
阶段 3: 发生以上事件中的三项
阶段 4: 发生以上事件中的四项或更多
* 修订自本章参考文献 [18] 和 [19]
FAVA G A, COSCI F, GUIDI J, et al. The deceptive manifestations of treatment resistance in depression [J]. Psychother Psychosom, 2020, 89 (5): 265-273.
COSCI F, CHOUINARD G. Acute and persistent withdrawal syndromes following discontinuation of psychotropic medications [J]. Psychother Psychosom, 2020, 89 (5): 283-306.

现状评估和宏观分析

　　DSM-5[1]在评估考虑停用抗抑郁药物患者的现状方面有很大的局限性。缺点之一是 DSM-5 对疾病的看法是平面的、横断面的[1]。在对病情明显稳定并正在服用抗抑郁药的患者进行评估时,应注意残留症状的存在及其特征。残留症状是指尽管病情明显缓解或恢复,但症状和体征仍持续存在[20-22]。这些症状是抑郁症患者在药物或心理治疗后的常见症状。因此,有必要对患者的抑郁和焦虑症状进行全面评估。由于残留症状是预测复发的一个重要因子[20-22],因此,尽管表面上病情明显缓解,但如果存在大量残留症状,临床医生就应警惕停止治疗所带来的风险,并需要采取一种序贯治疗模式,即只有在针对残留症状进行心理治疗期间或之后才能停止治疗[20-22]。分期对症状分析的重要性显而易见。一种情况是,在未用药的患者中存在数量有限的抑郁症状,但不足以诊断为重度抑郁发作;另一种情况是,在长期接受抗抑郁治疗的患者中也会存在同样的症状。我们是否应该像 DSM-5[1]所指出的那样,仅仅根据当前横断面症状来评估这些症状,而不考虑治疗状态,还是应该从纵向的角度(包括使用疾病分期方法对当前药物治疗评估)来评估这些症状[15, 16]?

DSM-5[1]的另一个显著局限性是缺乏对社会心理和环境问题的考虑,而在 DSM-IV[23]中的 “轴 4” 中编码了这些问题,例如压力重重的生活环境、职业和经济问题、家庭和人际摩擦等。由于生活事件与抑郁复发之间有很强的联系,评估明显恢复但仍在服用抗抑郁药的患者时,忽视这些问题后果极为严重[24]。幸运的是,现有一种评价患者环境压力的方法,以非稳态负荷(allostatic overload)的诊断为代表[25]。稳态负荷(allostatic load)是指慢性压力和生活事件的累积负担[26, 27],涉及不同生理系统在不同活动程度下的相互作用。当个人无法应对环境挑战时,便会发生非稳态负荷[25, 27]。除了与生物标志物紊乱相关外,稳态负荷还可通过临床测量标准来识别,如框 7-3 所示。这种诊断属于心身医学研究诊断标准(Diagnostic Criteria for Psychosomatic Research, DCPR)的一部分[28]。

DSM-5 的最后一个局限性是缺少对心理健康状况的参考。研究发现,环境掌控力、个人成长、生活目标、自主性、自我接纳以及与他人的积极关系等维度会影响面对生活逆境的易感性,以及对心境障碍和焦虑障碍中积极和消极影响之间的复杂平衡[29]。心境愉快(euthymia)通常被认为是阴性的(无精神障碍),但心境愉快(euthymia)也可能表明一种跨诊断式结构,即情绪调适良好(缺乏看上去太负面,贬义,与该词语表达的积极状态不符),这与积极情绪和心理幸福感(psychological well-being)(灵活性、一致性和适应力)相关[30]。目前有具体的心境愉快(euthymia)评估策略,包括可应用于临床测量框架[29]的观察者他评和自评工具,将在本书第 11 章中介绍。

当 Feinstein[31] 提出共病的概念时,他提到了除原发疾病外的任何"其他共存疾病",即使这种继发现象本身不符合疾病特点。事实上,在临床医学中,许多衡量共病的方法并不局限于疾病实体[32]。相反,在精神病学中,仍倾向于完全依赖诊断标准和精神病症状,排除与应激和损伤等有关的其他信息[3]。

框 7-3　非稳态负荷的临床标准(需要满足 A 至 B)*

标准 A:当前以近期生活事件和 / 或慢性应激形式存在的痛苦来源;当对应激源的全部性质和情况进行评估时,应激源被认为对个人应对技能造成了负担或超出了个人的应对能力。

标准 B:应激源与以下一个或多个特征相关,这些特征在应激源出现后 6 个月内发生。

1. 至少两种以下症状(入睡困难、睡眠不安、早醒、缺乏活力、头晕、广泛性焦虑、易怒、悲伤、意志消沉)。
2. 在社交或职业功能上存在显著障碍。
3. 在环境掌控能力上存在显著障碍(感觉被日常生活的需求所压倒)。

* 修订自本章参考文献 [25]

FAVA G A, MCEWEN B S, GUIDI J, et al.Clinical characterization of allostatic overload[J]. Psychoneuroendocrinology, 2019(108): 94-101.

在临床心理学中,Emmelkamp 等[33] 提出了宏观分析的概念(在合并症状与问题之间的关系基础上建立的治疗,即应首先从何处开始治疗)。根据 Feinstein 的共病概念[31],经修订和扩展,在该模型中纳入了共病概念所包含的全部范围,包括心理社会问题、功能障碍和治疗史(医源性共病)[3,25]。Nicoletta Sonino、Thomas Wise 和我也利用宏观分析评估了医学变量与心理变量之间的关系[34]。宏观分析始于这样的假设:在大多数情况下,与其他或多或少明确定义的问题领域存在功能联系,并且治疗目标可能在功能受损过程中发生变化。以下案例提供了宏观分析的示例。

Charles 是一名 47 岁的职员,由于先后两次抗抑郁药(先是帕罗西汀,然后是文拉法辛)治疗(足量足疗程)效果不佳,转诊至我院治疗难治性抑郁症[35]。按照之前描述的诊断思路,我们与 Charles 进行了仔细而全面的访谈,访谈结果提示他长期存在工作情境性社交焦虑(并未达到 DSM 的诊断标准[1],但导致他错过重要的升职机会)以及婚姻危机(患者的完美主义）。Charles 有抑郁情绪，但不伴有其他重度抑郁障碍的症状[1]。Charles 最初对帕罗西汀反应良好，但治疗 3 个月后疗效减退。初级保健医生随后让他改服文拉法辛，这一次收效甚微（因此转诊至我院）。Charles 从帕罗西汀逐渐过渡至文拉法辛，出现了撤药综合征。宏观分析有助于充分运用临床判断，考虑到患者的需要后，对共病的症状和体征进行了分级（图 7-2）。一些临床现象（在帕罗西汀与文拉法辛转换期间发生了临床疗效减退并出现撤药综合征）与耐受性对立模型一致（第 4 章）。因此，我在初步宏观分析中加入了"医源性共病"，患者在停用文拉法辛后出现撤药综合征的风险很高（如框 7-2 所示，患者处于阶段 2），我不希望在开始治疗时更换药物，优先考虑主要针对社交恐惧的认知行为治疗（CBT），保留文拉法辛治疗。在第二次评估（CBT 后）时，必须计划进一步的措施（图 7-3）。CBT 在减少社交焦虑方面相当有效，并在工作情境上产生了一定的改善，情绪也随之好转。在第二次评估后，我决定开始逐渐减少文拉法辛的用量，目标是停用文拉法辛；并采用幸福感疗法（WBT）[35]，目标是改善完美主义和婚姻危机（图 7-4）。事实上，通过有

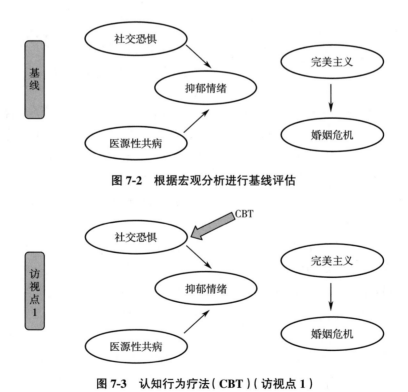

图 7-2　根据宏观分析进行基线评估

图 7-3　认知行为疗法（CBT）（访视点 1）

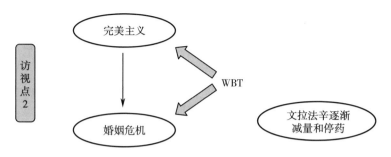

图 7-4 第二次评估后的幸福感疗法（WBT）（访视点 2）

技巧地利用强调过度专注于秩序和精确的负面影响（即导致长期不适和与伴侣沟通困难），婚姻危机在 WBT 后有所改善。在 WBT 过程中逐渐减少文拉法辛的用量，患者出现了撤药症状，但他能够成功应对这种症状。在第三次评估（WBT 后），Charles 停药了，他仍有与社交焦虑和完美主义相关的轻微症状，但更为重要的是，其工作和家庭状况改善了。

如果在最初评估中可能会做出治疗某一综合征的临床决策，则后续的宏观分析步骤需要在一线治疗结束后重新评估。所选择的分级结构可能取决于多种因素（紧迫性、治疗工具可用性等），也包括患者的偏好和优先等级。宏观分析不仅是治疗师的工具，也可用于告知患者不同问题领域之间的关系，支持共同决策，并激励患者做出改变。宏观分析还需要参考疾病分期，除医源性共病[18]外，还需要根据疾病的严重程度、持续期和纵向发展来确定疾病的特征[15,16]。例如，当状态依赖性学习通过服用抗抑郁药已经改善时，某些心理治疗策略可推迟至抑郁症的残余阶段[22]。因此，治疗计划需要确定一线治疗方法（例如药物疗法）的症状目标，并初步确定后续治疗（例如心理治疗）需关注的其他领域问题。

评估在逐渐减量期间和停用抗抑郁药后的情感和撤药症状

根据第 2 章[19,37]中描述的标准，复发/再发（relapse/recurrence）、新的撤药症状（new withdrawal symptoms）、反弹（rebound）和持续性撤药后障碍（persistent postwithdrawal disorder）都应该有明确的定义。复发/再发是指原有症状逐渐恢复到与治疗前相同的强度，分别导致同一发作和新的发作；新的撤药症状指不属于患者原有疾病的新出现的撤药症状（框 2-2）；反弹指患者的原有症状以比治疗前更严重的程度迅速出现；持续性撤药后障碍包括长期撤药症状和/或重新出现程度更重的原有症状和/或之前不存在的新症状/障碍(框 2-3)。临床医生应熟悉并调查框 2-1 中列出的撤药症状。如果开始探索一些开放性问题,则建议系统地使用框 7-1 中提供的清单。停药 - 出现体征症状(Discontinuation-Emergent Signs and Symptoms,DESS)问卷[38]等临床测量指标可能非常有帮助。已制定出应用 Chouinard 诊断标准的半结构化研究访谈[39]。与新的撤药症状有关的问题是,这些症状往往具有普遍性且非特异性。"脑内过电感"(视为大脑内发生闪电的感觉)可能最为特异,但仍是一种未得到充分理解、评估和认识的障碍[40]。该术语出现在网络讨论中,患者的其他描述是"触电感觉"和"嗡嗡感"[40]。根据临床经验,且这一点已被互联网调查证实[40],这些症状会令人丧失功能,可能在数周后消退,但也可能持续数月或数年,然后发展为持续性撤药后障碍(参见第 3 章中的 Emma 案例)。撤药症状很容易被误解成复发的迹象。事实上,评估停用抗抑郁药的效果以推断疗效的试验设计(即:与继续治疗的患者相比,停药并改用安慰剂的患者其抑郁症状显著增加)是有缺陷的,因为缺乏考虑和正确评估停药事件[41-43]。复发和撤药综合征可能共存,这增加了临床难度。需要辨析的问题可能有以下几方面。

1. 患者个人的疾病发展史非常重要,复发的前驱症状往往与心境障碍[20]和焦虑障碍[16]初始症状相似,在患者病情缓解时研究初始症状也非常重要,可帮助更快地回忆[20]。使用观察者评定量表,例如 Paykel 抑郁临床访谈[44],是汉密尔顿抑郁评定量表[45]中最敏感和准确的版本,也可帮助发现症状和鉴别诊断[20]。

2. 撤药症状是一种不属于患者原有症状的新症状,且在许多情况下与抑郁障碍无关[19,37]。

3. 在抑郁症中,撤药症状可能较早出现,而复发症状通常会逐渐重现[20]。然而,这只是普遍趋势,而不是规则。上述模式并不适用于焦虑症。

4. 撤药症状往往随时间推移而消退(除非这些症状发展成持续性撤药后障碍),而复发的前驱症状则会呈现相反的趋势[16,20]。

然而,在鉴别这些症状时,需要仔细收集患者的临床症状变化、用药过程以及症状变化与药物间的关系以找到是原发症状还是撤药症状间的细微差别。

Claire 是一名 37 岁的秘书,她在精神健康中心一位年轻精神科医生治疗下以每日 75mg 文拉法辛控制重度抑郁障碍发作效果良好。治疗一年后,逐渐减量并最终停用文拉法辛。停药几天后,她出现失眠、焦虑不安、各种躯体症状和"脑内过电感"。精神科医生告诉她,这是抑郁复发,必须重新开始服用文拉法辛。然而,Claire 对此持怀疑态度("我并不感到抑郁"),她的初级保健医生也持怀疑态度,让我进行紧急会诊。这很显然是撤药症状。我给这位年轻的精神科医生打了电话,但其拒绝接受这种可能性(在住院医师培训和之后的会议中,我从未听说过撤药反应),也对阅读我们提供的文献不感兴趣。

目前受到忽视的最终评估策略涉及精神痛苦,表现为持续、不可逆转的内在而非局部的痛苦感、空虚感或生活缺乏意义感(但无法理解原因)[46]。抑郁症与精神痛苦经历有着千丝万缕的联系:患者可能会表现出厌恶、痛苦或不舒服的状态,其特征是痛苦的紧张和受折磨,当他们认为自己的情绪状态是痛苦且无法改变时,可能有自杀倾向[46,47]。然而,精神痛苦也可独立于抑郁症状而发生。精神痛苦可能与焦虑障碍有关,特别是广场恐怖症中的无助感,或社交焦虑障碍中的社交障碍[46]。精神痛苦问卷(Mental Pain Questionnaire, MPQ)是一个简单的自评临床测量学指标[36,46]。框 7-4 提供了可作为临床标准访谈的补充问题。在抗抑郁药逐渐减量和停用的情况下,经常会出现精神痛苦,这可能有助于了解患者的临床状态。

框 7-4　要解决的问题:识别和评估精神痛苦

精神或心理痛苦是生活中的一部分体验,与身体痛苦不同。我们想了解您对于精神痛苦的体验:

- 您是否感到精神痛苦超出了人们在生活中时常经历的范围?
- 它与身体痛苦相比如何?
- 它是一直痛苦还是只在特定时刻痛苦? 它是每天发生还是很少发生?
- 有什么因素使情况变得更糟或者更好吗?
- 当您感到这种痛苦时,您是否想要死去? 您是否认为只有死亡才能结束这种痛苦?

将评估转化为临床决策

当面对第 5 章中描述的不同情况时,临床医生需要非常仔细并深入评估才能做出决策,并让患者参与到这个过程中。容易遭受反对意见的

是,这种评估过于耗时,不适合繁忙的临床工作。然而,如果把这个过程
与单纯拖延治疗和忽略问题的隐性成本进行比较,可能会意识到这个过
程绝对值得。它还可能帮助我们了解患者的症状,促使其服用抗抑郁药
(这些药物在其他情况下不适用)。在缺乏或失去疗效、或转为双相障碍
的情况下,决定停药可能相当简单。然而,问题是如何以及何时停药。这
就是后续章节中讨论的内容。

(王红星　王特)

参考文献

[1] Diagnostic and Statistical Manual of Mental Disorders: DSM-5 [M]. 5th ed. Washington, DC: Psychiatric Association, 2013.

[2] American Psychiatric Association. Practice guidelines for the psychiatric evaluation of adults [M]. 3rd ed. Arlington VA: American Psychiatric Publishing, 2017.

[3] FAVA G A, RAFANELLI C, TOMBA E. The clinical process in psychiatry: a clinimetric approach [J]. J Clin Psychiatry, 2012, 73 (2): 177-184.

[4] FEINSTEIN A R. The Jones criteria and the challenges of clinimetrics [J]. Circulation, 1982 (66): 1-5.

[5] FEINSTEIN A R. Clinimetrics [M]. New Haven, CT: Yale University Press, 1987.

[6] FAVA G A, TOMBA E, SONINO N. Clinimetrics: the science of clinical measurements [J]. Int J Clin Pract, 2012, 66 (1): 11-15.

[7] FAVA G A, TOMBA E, BECH P. Clinical pharmacopsychology: conceptual foundations and emerging tasks [J]. Psychother Psychosom, 2017, 86 (3): 134-140.

[8] MOORE T J, MATTISON D R. Adult utilization of psychiatric drugs and differences by sex, age, and race [J]. JAMA Intern Med, 2017, 177 (2): 274-275.

[9] GNJIDIC D, TINETTI M, ALLORE H G. Assessing medication burden and polypharmacy: finding the perfect measure [J]. Expert Rev Clin Pharmacol, 2017, 10 (4): 345-347.

[10] PARKER C. Psychiatric effects of drugs for other disorders [J]. Medicine, 2016, 44 (12): 768-774.

[11] FAVA G A, SONINO N. Depression Associated with Medical Illness [J]. CNS Drugs, 1996 (5): 175-189.

[12] PATTEN S B, BARBUI C. Drug-induced depression: a systematic review to inform clinical practice [J]. Psychother Psychosom, 2004, 73 (4): 207-215.

［13］BOTTS S, RYAN M. Depression［M］// TISDALE J E, MILLER D A. Drug-induced diseases.prevention, detection and management.2nd ed. Bethesda, MD: American Society of the Health-System Pharmacists, 2010: 317-332.

［14］QATO D M, OZENBERGER K, OLFSON M. Prevalence of prescription medications with depression as a potential adverse effect among adults in the United States［J］. JAMA, 2018, 319（22）: 2289-2298.

［15］FAVA G A, KELLNER R. Staging: a neglected dimension in psychiatric classification［J］. Acta Psychiatr Scand, 1993, 87（4）: 225-230.

［16］COSCI F, FAVA G A. Staging of mental disorders: systematic review［J］. Psychother Psychosom, 2013, 82（1）: 20-34.

［17］DETRE TP, JARECKI H. Modern psychiatric treatment［M］. Philadelphia: Lippincott, 1971.

［18］FAVA G A, COSCI F, GUIDI J, et al. The deceptive manifestations of treatment resistance in depression［J］. Psychother Psychosom, 2020, 89（5）: 265-273.

［19］COSCI F, CHOUINARD G. Acute and persistent withdrawal syndromes following discontinuation of psychotropic medications［J］. Psychother Psychosom, 2020, 89（5）: 283-306.

［20］FAVA G A. Subclinical symptoms in mood disorders: pathophysiological and therapeutic implications［J］. Psychol Med, 1999, 29（1）: 47-61.

［21］PAYKEL E S. Partial remission, residual symptoms, and relapse in depression［J］. Dialogues Clin Neurosci, 2008, 10（4）: 431-437.

［22］GUIDI J, TOMBA E, COSCI F, et al. The role of staging in planning psychotherapeutic interventions in depression［J］. J Clin Psychiatry, 2017, 78（4）: 456-463.

［23］American Psychiatric Association. Diagnostic and statistical manual of mental disorders: DSM-IV［M］. 4th ed. Washington, DC: American Psychiatric Association, 1994.

［24］PAYKEL E S, TANNER J. Life events, depressive relapse and maintenance treatment［J］. Psychol Med, 1976, 6（3）: 481-485.

［25］FAVA G A, MCEWEN B S, GUIDI J, et al. Clinical characterization of allostatic overload［J］. Psychoneuroendocrinology, 2019（108）: 94-101.

［26］MCEWEN B S. Protective and damaging effects of stress mediators［J］. N Engl J Med, 1998, 338（3）: 171-179.

［27］GUIDI J, LUCENTE M, SONINO N, et al. Allostatic load and its impact on health: a systematic review［J］. Psychother Psychosom, 2021, 90（1）: 11-27.

［28］FAVA G A, COSCI F, SONINO N. Current psychosomatic practice［J］. Psychother Psychosom, 2017, 86（1）: 13-30.

［29］FAVA G A, GUIDI J. The pursuit of euthymia［J］. World Psychiatry, 2020, 19（1）:

40-50.

[30] GUIDI J, FAVA G A. The emerging role of euthymia in psychotherapy research and practice[J]. Clin Psychol Rev, 2020(82): 101941.

[31] FEINSTEIN A R. The pre-therapeutic classification of co-morbidity in chronic disease[J]. J Chronic Dis, 1970, 23(7): 455-468.

[32] DE GROOT V, BECKERMAN H, LANKHORST G J, et al. How to measure comorbidity.a critical review of available methods[J]. J Clin Epidemiol, 2003, 56(3): 221-229.

[33] EMMELKAMP P M G, BOUMAN T K, SCHOLING A. Anxiety disorders[M]. Chichester: Wiley, 1993.

[34] FAVA G A, SONINO N, WISE T N. The psychosomatic assessment[M]. Basel: Karger, 2012.

[35] FAVA M. Diagnosis and definition of treatment-resistant depression[J]. Biol Psychiatry, 2003, 53(8): 649-659.

[36] FAVA G A. Well-being therapy: treatment manual and clinical applications[M]. Basel: Karger, 2016.

[37] CHOUINARD G, CHOUINARD V A. New classification of selective serotonin reuptake inhibitor withdrawal[J]. Psychother Psychosom, 2015, 84(2): 63-71.

[38] ROSENBAUM J F, FAVA M, HOOG S L, et al. Selective serotonin reuptake inhibitor discontinuation syndrome: a randomized clinical trial[J]. Biol Psychiatry, 1998, 44(2): 77-87.

[39] COSCI F, CHOUINARD G, CHOUINARD V A, et al. The Diagnostic clinical Interview for Drug Withdrawal 1(DID-W1)-New Symptoms of Selective Serotonin Reuptake Inhibitors(SSRI)or Serotonin Norepinephrine Reuptake Inhibitors(SNRI): inter-rater reliability[J]. Riv Psichiatr, 2018, 53(2): 95-99.

[40] PAPP A, ONTON J A. Brain Zaps: An underappreciated symptom of antidepressant discontinuation[J]. Prim Care Companion CNS Disord, 2018, 20(6): 18m02311.

[41] BALDESSARINI R J, TONDO L. Effects of treatment discontinuation in clinical psychopharmacology[J]. Psychother Psychosom, 2019, 88(2): 65-70.

[42] COHEN D, RECALT A. Discontinuing psychotropic drugs from participants in randomized controlled trials[J]. Psychother Psychosom, 2019, 88(2): 96-104.

[43] RÉCALT A M, COHEN D. Withdrawal confounding in randomized controlled trials of antipsychotic, antidepressant, and stimulant drugs, 2000-2017[J]. Psychother Psychosom, 2019, 88(2): 105-113.

[44] GUIDI J, FAVA G A, BECH P, et al. The clinical interview for depression: a comprehensive review of studies and clinimetric properties[J]. Psychother Psychosom, 2011, 80(1): 10-27.

［45］CARROZZINO D, PATIERNO C, FAVA G A, et al. The hamilton rating scales for depression: a critical review of clinimetric properties of different versions［J］. Psychother Psychosom, 2020, 89（3）: 133-150.

［46］FAVA G A, TOMBA E, BRAKEMEIER E L, et al. Mental pain as a transdiagnostic patient-reported outcome measure［J］. Psychother Psychosom, 2019, 88（6）: 341-349.

［47］ALACREU-CRESPO A, CAZALS A, COURTET P, et al. Brief assessment of psychological pain to predict suicidal events at one year in depressed patients［J］. Psychother Psychosom, 2020, 89（5）: 320-323.

第8章　药理策略与选择

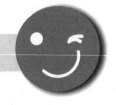

> 　　本章提出了停用抗抑郁药物的治疗策略。回顾各种药理学选择的优点和缺点,特别是关于疾病分期和停药的方法。比较了快速和缓慢减药,以及与其他药物的潜在相互作用。目前还缺乏适当的随机对照研究来比较不同的方法。治疗选择完全基于临床判断和与患者共同的决定。
>
> 　　**关键词**:抗抑郁药物;药物相互作用;减药;耐受性;停药

　　直到几年前,文献中达成共识[1-4],正如 Wilson 和 Lader[5] 总结的,抗抑郁药物的减量应尽可能缓慢,至少 4 周或更长时间,如果出现撤药症状,应该恢复使用该抗抑郁药。另一项建议是改用氟西汀,比其他 SSRI 诱发停药问题的可能性更小[6]。这样的建议很快就融入主流的精神病学,因为这符合制药企业的利益(即把撤药症状伪装成无害的停药问题)。但上述建议没有基于对照研究,并且主要反映了作者的解释和临床经验。至今仍缺乏关于如何管理抗抑郁药物停用的适当的随机对照试验。

　　因此,本章描述的内容主要为我的临床经验,这可能与实践类型和解释性模式(如对立耐受性模型)存在严重偏差。我将尝试概述临床医生面对各种情况时所面临的困境和潜在的解决方案,参考有关抗抑郁药物治疗各个方面的现有文献以及我对该问题的临床和概念评估。正如临床指南所认可的那样,相信某一个单一的方案可以适用于所有停用抗抑郁药物的患者,但这只是理想的情况。无论如何,该领域的研究人员对打开"潘多拉魔盒"的恐惧如此之大,甚至连指南也未能提供任何具体的方向。

　　美国精神病学协会的指南[7]是一个很好的例子,其倾向于降低撤药反应的频率和严重性以及模糊性管理适应证:停药症状包括流感样经历(如恶心、头痛、轻微头晕、寒战和身体疼痛)和神经症状(如感觉异常、失眠和"电击样"现象）。这些症状通常会在 1~2 周内消失,无须特殊治疗。然而,一些患者确实经历了更持久的停药综合征,特别是接受帕罗西汀治疗的患者,可能需要一个更慢的减药方案。

我目前对撤药反应管理的解释和方向也反映了多年来临床评估的一些变化。20 世纪 90 年代,当开始面对抗抑郁药物的撤药反应时,我采取了当时看来最合理的方法。首先,我认为有必要以比 TCA 更慢的速度减量新一代抗抑郁药(TCA 的最小减量是每隔一周减量服用 25mg 丙咪嗪)。我发现,在一些患者中逐渐减量和停用 SSRI 和 SNRI 相对容易,而在另一些患者中,无论我尝试多慢,都会引起撤药症状和精神痛苦,且在逐渐减量的过程中也会出现新的撤药症状。事实上,可以通过缓慢停药来避免撤药反应,这也是抗抑郁药被认为不同于其他精神药物的原因[1-5],但这一观点并没有得到相关临床经验和已发表文献的支持[8,9]。除了帕罗西汀和文拉法辛,我无法确定撤药综合征发生的有效预测因子,这也通过文献分析证实[8,9]。我试图看看在减量期间以特定剂量(例如每天 10mg 帕罗西汀)停止一段时间(例如一个月)是否会有帮助,但结果并不理想。一旦停用抗抑郁药,且撤药综合征在几周内没有消退,根据患者的要求,我会再次使用同样的抗抑郁药。但药物很少起作用,对我来说这并不奇怪,因为其与另一种形式的行为毒性——药物抵抗(见第 3 章)有关。改用氟西汀似乎也不起作用。

与学术领域的同事分享观点和经验可能是另一种帮助,但令我感到沮丧的是,如今很少有研究人员真正评估、治疗和随访临床研究之外的患者。幸运的是,Guy Chouinard 提供了一些重要的见解。他建议使用抗惊厥药物,特别是加巴喷丁和拉莫三嗪以降低撤药的强度[10]。然而,因为大多数我试图停用抗抑郁药物的患者都患有焦虑症,我对氯硝西泮更感兴趣,其是一种具有特定抗惊厥作用的苯二氮草类药物,Chouinard 已将其引入临床用于治疗惊恐障碍和双相情感障碍[11]。我认为氯硝西泮抗焦虑和调节情绪的特性非常适合减少撤药症状。此外,我意识到氯硝西泮与 SSRI 联合治疗惊恐障碍等的有效性[12],以及与 5- 羟色胺能活性相关的临床前证据[13,14]。氯硝西泮对 SSRI 治疗的焦虑症患者抑郁的矛盾表现的治疗效果也令我印象深刻[15]。最终,我成功地使用氯硝西泮作为预防性治疗接受序贯治疗但复发的抑郁症患者[16]。首先,我仅在出现新的撤药症状时才使用氯硝西泮("观望"方法);之后我开始在所有使用新一代抗抑郁药的患者中使用它,无论是否出现撤药症状。我开始确信,患者在停药过程中需要使用抗抑郁药以外的药物。

在一个多学科团队工作,我有机会认识到将特定的心理治疗方法与抗抑郁药物停药管理相结合的重要性。特别是,我们与 Carlotta Belaise 一起开发了可以增强药理学策略的心理治疗的模块和计划[17, 18]。我还认识到拥有一位内科顾问 Nicoletta Sonino 的重要性,她对精神病治疗中可能出现的医疗问题有深入的了解。

我将首先描述这些模块的序贯结构,然后再阐述停用抗抑郁药物后可能出现的具体药理学问题。

干预的结构和阶段

有了前一章描述的评估获得的信息就可以根据个体患者的具体情况做出一些决定。

可能所有的迹象表明可尝试停止抗抑郁药物治疗,但存在以下情况时建议推迟停药的时间点。

1. 非稳态负荷 这种情况通常是由于持续的慢性压力状态叠加近期的生活压力环境而引发的[19]。鉴于生活事件与抑郁症复发之间的密切关系[20],在非稳态负荷下增加撤药症状潜在负担,不是停药的合适时机。然而,我观察到,许多患者在压力更大时要求停止用药。

2. 不稳定的疾病情况 事实上,停药前的一个重要先决条件是患者的疾病状况稳定。Bainum 等[21]报道了危重患者突然停用抗抑郁药的严重后果,如谵妄、烦躁和易怒。如果服用抗抑郁药物的患者因为小手术等事件而住院,这些药物就会被漏服或停用,可能导致严重的问题。此外,如出现并发症(如心脏问题或胃肠道出血等,见框 5-1),也可能要求患者迅速停用与其相关的抗抑郁药物[22]。

3. 情绪不稳定 类似的考虑也适用于尽管接受抗抑郁治疗但仍存在情绪不稳定和对环境刺激高反应性的患者。即使是单相抑郁患者(特别是存在行为毒性病史的患者),这个时间点停药也可能不利。对于双相情感障碍患者,在没有同时使用情感稳定剂的情况下,切勿减少抗抑郁药物的用量。尽管原则上抗抑郁药可能会对双相情感障碍的病程产生不利影

响,停用抗抑郁药可能被视为是积极的,但其在撤药反应方面可能引起的
不稳定性可能会加剧该疾病中已经发生的亚临床波动[23]。

　　因此,临床判断应评估每种临床情况的利弊,以及为停用抗抑郁药物
制定的基本方案[17](图 8-1)。

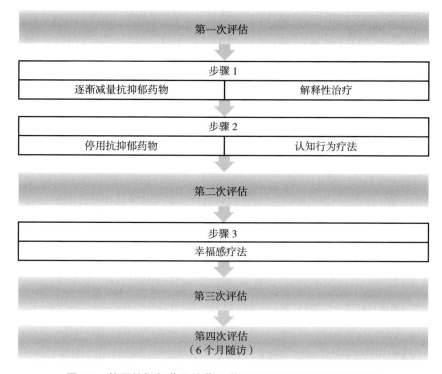

图 8-1　停用抗抑郁药物的药理学和心理治疗干预措施的阶段

　　例如,如果有迹象表明可以快速执行停药,则可以在第一阶段停用
抗抑郁药物。如果焦虑症、强迫症和创伤后应激障碍患者从未接受过或
从未受益于认知行为疗法或其他循证心理疗法,并且他们正在接受维持
抗抑郁治疗,那么早期复发的可能性很高[24],建议采用不同的调节方式
(图 8-2)。因此,在尝试停用抗抑郁药物之前,需要用精神治疗方法解决
恐惧症和强迫症等症状。

　　除初步评估外,在停用抗抑郁药物并完成 CBT(图 8-1)或完成 WBT
并停用抗抑郁药物(图 8-2)后,还需要进行全面评估。对于这两种治疗
方式,在停用抗抑郁药 6 个月后还必须再次进行一次全面检查,以评估持
续性撤药后障碍和复发的潜在发生情况。

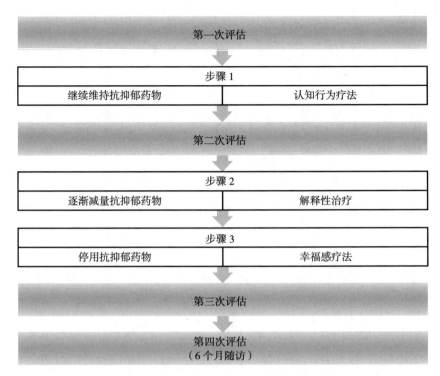

图 8-2　停用抗抑郁药物的药理学和心理治疗干预的替代措施阶段

停药方法和药理学方法

对照研究表明,在撤药症状的发生方面,与突然停药相比,减量治疗没有显著优势[8,9,25-27]。然而,减量抗抑郁药物治疗的过程根据初始剂量、每次减少的剂量和减量间隔,可以从几周到几个月不等。例如,如果一位患者每天服用 20mg 西酞普兰,我们可能会决定分片服用,两周后停用西酞普兰;或者可以使用液体制剂,每次小剂量减量以拉长间隔来逐渐停药。网站提供的减药相关信息表明每个月可以减少 10%[28]。Scholten 等[29]指出,间隔时间至少为 4 周(氟西汀为 3 个月),如果到那时撤药症状还没有消失,间隔时间则应延长。Horowitz 和 Taylor 最近提出了一个非常缓慢的策略[30],他们回顾了正电子发射断层扫描成像数据,建议对于 SSRI 类药物采用双曲线式方案,即最初减量较快,然后逐渐以非常小的剂量(低于最低治疗剂量)减量,该过程可能需要数月。

　　这种非常小剂量的减量可通过应用抗抑郁药的液体制剂或药片分量减量的方式来实现[31]。因此,我们首先根据可供选择的剂型进行相对快速的减药,在下一步再减量之前无需考虑起初快速减量可能出现的持续数周的撤药症状。或者也可采用持续数月或数年的缓慢或超缓慢的减药方法。目前,尚没有基于随机对照研究证据表明缓慢的方法比快速的方法产生更好的结果。

　　无论选择哪种方法,能够与患者经常联系(每一次减少剂量时)是至关重要的。减药时保持频繁联系是一个合理的常规临床策略。尽管这样可能不会降低撤药症状(当然也不会带来撤药后现象)的可能性,但可以密切监测患者的临床情况。然而,在某些情况下,突然停药可能是最可行的选择;而在其他情况下,减量的速度取决于临床情况(例如,一位孕妇想要尽快停用抗抑郁药)。每种选择都有优点和缺点。较慢的方法可能降低撤药反应的严重程度,更容易被患者接受(尚有待证实),但是这些方法延长了抗抑郁药物的使用时间,可能增加了行为毒性表现[32]。

　　同样,减药的最初决定应基于临床判断和与患者共同决策,这可以在治疗过程中随时调整。医生要考虑的因素中,以下几点尤其重要。

　　1. 既往停用抗抑郁药物的经历　应评估患者过去是否尝试停用抗抑郁药物,结果如何(例如严重撤药反应、停药失败),以及患者如何看待和解释这些事件。行为毒性的分期(框 7-2)可以表明风险水平。

　　2. 目前抗抑郁药物治疗的类型和持续时间　与同级别或其他级别的药物相比,服用帕罗西汀、文拉法辛和去甲文拉法辛的患者出现撤药综合征的风险较高。此外,有一种情形是对已经服用抗抑郁药(如帕罗西汀)10~20 年的患者停止用药,另一情形是对服用同一种抗抑郁药数周或数月的患者进行停药。即使治疗时间和抗抑郁药物依赖之间的明确关系尚未确立[7,8],临床医生可能倾向于尽快停止相对较短的治疗,特别是一开始就没有必要用药的情况。

　　3. 药物和精神方面的副作用　药物和精神方面的副作用包括存在需要紧急医疗救护的情况(见框 5-1)和出现矛盾反应和 / 或转为双相情感障碍,这要求迅速停用抗抑郁药物。

　　4. 患者的偏好　这是一个非常重要的因素(共同决策),需要适当的信息(见第 9 章相关内容)和改变意见的可能性。例如,一位服用帕罗西汀的患者选择了缓慢减量,但当撤药症状出现时,他表达了如下愿望:"我现在意识到它就像毒药,请帮助我尽快把它从我的身体里排出来,无论我将经历多少痛苦。"因此,一些患者可能会表示希望迅速停止治疗,以缩短减量过程中出现撤药症状的时间[33]。

由于缺乏或丧失疗效而从一种抗抑郁药物治疗转向另一种时,可以考虑突然换药或两步快速减量。逐渐减用一种抗抑郁药并在减量期间或停药后引入另一种抗抑郁药的价值尚未确定。Keks 等[34]概述了各种技术,包括保守换药(第一种抗抑郁药逐渐减少并停止,接着是一段洗脱期,在此之后开始使用新的抗抑郁药)、直接换药(第一种抗抑郁药停止,另一种隔天开始)、交叉减药换药(当第一种抗抑郁药减少时,新的抗抑郁药被引入)。然而,重要的是要记住,这些策略并不适用于单胺氧化酶抑制剂,对于单胺氧化酶抑制剂应遵循特定的建议[34]。根据临床经验,突然换药效果可能更好,但要提醒患者在中间阶段可能出现第一种药物的撤药症状,而新药的获益可能尚未显现。正如第 13 章提到的,在治疗难治性抑郁症时,更换抗抑郁药物需要谨慎,因为存在诱发级联医源性疾病(cascade iatrogenesis)的风险[35]。

正如前文一些案例说明中提到和描述的那样,我倾向于使用快速减量的方法(将抗抑郁药的片剂分开或者使用较低的剂量,如文拉法辛),在使用氯硝西泮的情况下,根据环境情况(应激负荷),间隔时间为两周或可以延长一点。在想要停用的抗抑郁药中加入氯硝西泮,稳定两周后,开始逐渐减量。开始使用极低剂量的氯硝西泮(0.25mg,每天 2 次)。当撤药症状恶化时,苯二氮䓬类药物可增加(最多每天 4mg)。即使不能消除,也可以减少症状的强度。由于撤药症状可能持续数月并发展为撤药后障碍,因此氯硝西泮治疗也可能需要延长。类似的考虑也适用于无法通过心理疗法治疗的焦虑症。氯硝西泮的选择是基于其抗焦虑特性、副作用少、易于滴定、缺乏显著的相互作用、情绪调节作用、与抗抑郁药物联合使用或连续使用的效用,以及与其他苯二氮䓬类药物相比依赖的可能性较低[11,36,37]。我们需要一个双盲安慰剂对照试验来测试这种方法和验证这些临床印象。引入氯硝西泮的一个重要反对意见是可能只是简单地从一种依赖转变为另一种依赖[38]。这可能是真的,但是停止服用抗抑郁药物的临床表现似乎比使用苯二氮䓬类药物更糟糕[38]。在停用抗抑郁药物后的一段时间内,没有观察到明显的氯硝西泮减量和停用问题,这与已发表的文献[39]一致。

重新使用曾使用过的抗抑郁药或从一种抗抑郁药转向另一种抗抑郁药(如氟西汀)以抑制撤药临床表现[1-5]的建议都非常值得怀疑。合理用药取决于对个体患者的潜在获益和副作用的平衡。一种情况是在复发时恢复服用抗抑郁药,另一种情况是撤药后继续服用:我们应该意识到,这样做只是推迟了问题的出现,而且很可能会加重问题的严重性[17]。耐受性并不一定是对某一种特定药物产生的,但可能是对某一种药物的特定效应产生的反应,这可能是同一类药物所共有的。在耐药模型中[32],相同的对抗过程(最可能涉及 5-HT1A 自身受体)可能被不同的抗抑郁药激活。因此,如果使用抗抑郁药物,无论是相同的还是不同的,都可能恶化与撤药相关的行为毒性状态,以及耐受对立模型的其他表现[32]。因此,在出现撤药症状时,应避免使用抗抑郁药物,即使可能被迫在尽可能短的时间内使用抗抑郁药物治疗,以治疗达到重度抑郁症强度阈值且对氯硝西泮治疗和精神治疗干预无效的持续性撤药后障碍患者的情绪波动。在这种情况下,按照 Fux 等的建议[15],我使用低剂量的 TCA(例如氯米帕明 50mg/d),这种做法同样应通过随机对照试验来验证。

此外,一个具体的问题涉及轻躁狂或躁狂的发生,以及新的撤药症状[40,41]。这种综合征可能是自限性的(在我的经验中很少见);氯硝西泮尽管具有抗躁狂特性,但不太可能控制躁狂,并且轻躁狂/躁狂可能需要特定的情绪稳定治疗,如第 3 章 Robert 案例的情况。

与其他药物的相互作用

一个很少引起注意的临床问题是抗抑郁药物(特别是 SSRI 和 SNRI)与许多其他药物之间的相互作用。逐渐减量和停用抗抑郁药可能需要重新调整药物治疗,这再次强调了医疗咨询的必要性(见第 6 章)。特别是使用第一代抗抑郁药时,需要谨慎使用口服抗凝剂(华法林、双香豆素)、抗高血压药物、左旋多巴和抗胆碱能药物[42]。对于新一代的抗抑郁药(特别是 SSRI 和 SNRI),其通常在肝脏中被细胞色素 P450 广泛代谢,因此可能是基于代谢的药物相互作用的靶点[43]。此外,尤其需要注意口服抗凝药物、抗高血压药物、抗心律失常药物、抗惊厥药物、抗真菌药物、糖皮质激素、免疫抑制剂、蛋白泵抑制剂、他汀类药物和他莫昔芬[44,45]。新一代抗抑郁药(例如米氮平和 SSRI)之间可能存在重大差异,因此应敦促临床医生查看手册[44-48]和在线资料(特别是新发布的化合物)。

停用抗抑郁药的另一个问题与医学[49]和精神病学[50]中频繁使用多

重药物有关。如果一例患者正在服用帕罗西汀、喹硫平和三唑仑,该如何处理? 这三种药物都很可能引起依赖和撤药症状。虽然这些药物不能同时停用,但仍有一些尚未解决的临床问题:应该首先停用哪一种药物? 这些药物的交叉耐受性如何,即它们在撤药症状方面是如何相互影响的? 在停用抗抑郁药的相关文献中没有提及多重用药,但这是一个经常遇到的临床问题。因此,评估药物负担和多重用药[49]是选择停药策略的另一个重要因素。宏观分析可以纳入潜在的由精神药物引起的医源性共病,并为优先考虑基于临床推理的特定选择提供了有益的基础。

监测和管理停药后的临床过程

图 8-1 和图 8-2 所描述的重复精神病学评估提供了在停止抗抑郁药物治疗后监测临床病程的机会。具体来说,是否出现新的撤药症状(框 2-1),是否达到撤药综合征阈值(框 2-2);这些症状是否会随着时间的推移而消退或形成持续性撤药后障碍(框 2-3);是否有原发症状的复发,且强度更大;出现以前没有出现过的新症状 / 障碍的可能性。最后一种情况可能特别麻烦,需要在停用抗抑郁药物 6 个月后进行仔细检查。需要进行纵向研究来探索持续性撤药后障碍的发生、临床特征和神经生物学的相关性。在最近的一项纵向流行病学调查中[51]发现,情感障碍与其他精神障碍的风险增加有关,但作者没有考虑到的一种可能性:抗抑郁药物治疗而非抑郁本身可能会导致持续性撤药后障碍,并且至少部分导致共病的增加。由于有了诊断标准,此类研究现在是可行的[10, 38]。

后续章节描述的心理治疗模块,其目的是解决需要药物治疗的症状,并防止从新的撤药症状发展为持续性撤药后障碍(同样,需通过随机对照试验进行验证)。然而,在某些情况下,心理治疗无论多么熟练,可能都无法消除焦虑和抑郁症状。氯硝西泮也可能同样无效,且重新使用原来的或类似的抗抑郁药物与任何临床意义相悖。患者可能需要引入新的精神药物,如 Chouinard G 和 Chouinard VA[10]建议使用抗癫痫药物,或短期内小剂量的 TCA。当持续性撤药后障碍表现为情绪波动时,接近环性心境障碍(cyclothymic disorder)的标准,则可能需要使用锂盐。在有共病和治疗的情况下,也可能需要咨询内科医生进行反复的医疗评估。

不仅是一次用药检查

生物还原论、忽视个体对治疗的反应、大规模的药物宣传、缺乏对多种治疗成分的考虑和增量护理都深刻影响了精神病学实践[52],造成了药物治疗和心理治疗之间的分歧。精神科医生在公共心理健康诊所中的作用受到了限制,因为人们认为精神科医生的作用仅限于开处方和签署表格,从而限制了许多医生从事该专业的综合护理的机会[52]。具有心理性质的治疗成分并不完全采取正式的心理治疗路径,并确定疗程次数,目前通常由心理学家或心理健康领域的其他有资质的工作者进行。可采取心理治疗管理的形式,将心理学的理解应用于个体患者的管理和康复[53]。这种方法包括建立治疗关系,帮助患者识别和处理当前的生活问题,提供生活方式建议,以及与其家人和其他重要的人一起合作[53,54];还包括从心理治疗方案中选择一些简单且特定的治疗。抗抑郁药物是在特定环境下具有适度疗效的治疗工具,其特点是临床医生在特定时间有充分的可用性、患者有机会表达想法和宣泄情感、医患互动的发展以及对合格护理的感知[54-57]。当这些非特异性治疗成分缺失时,药物不太可能优于安慰剂[58]。

医生停止抗抑郁药物治疗不能免除心理治疗管理。与序贯模型一样,医生可以决定采用治疗策略中包含的心理治疗模块(第 9~11 章),或者以更现实的方式将这些模块委托给治疗团队中的临床心理学家(第 6 章)。然而,心理治疗的管理和实施永远不应该缺失,特别是在第 9 章中描述的第一个模块。

（王红星　金秀坤）

参考文献

[1] LEJOYEUX M, ADÈS J. Antidepressant discontinuation: a review of the literature[J]. J Clin Psychiatry, 1997(58): 11-15.

[2] HADDAD P M. Antidepressant discontinuation syndromes[J]. Drug Saf, 2001, 24(3): 183-197.

[3] SCHATZBERG A F, BLIER P, DELGADO P L, et al. Antidepressant discontinuation syndrome: consensus panel recommendations for clinical management and additional research[J]. J Clin Psychiatry, 2006(67): 27-30.

[4] WARNER C H, BOBO W, WARNER C, et al. Antidepressant discontinuation syndrome[J]. Am Fam Physician, 2006, 74(3): 449-456.

[5] WILSON E, LADER M. A review of the management of antidepressant discontinuation symptoms[J]. Ther Adv Psychopharmacol, 2015, 5(6): 357-368.

[6] ROSENBAUM J F, FAVA M, HOOG S L, et al. Selective serotonin reuptake inhibitor discontinuation syndrome: a randomized clinical trial[J]. Biol Psychiatry, 1998, 44 (2): 77-87.

[7] American Psychiatric Association. Practice guideline for the treatment of patients with major depressive disorder.3th ed[J]. Am J Psychiatry, 2010(167): 1-118.

[8] FAVA G A, GATTI A, BELAISE C, et al. Withdrawal symptoms after selective serotonin reuptake inhibitor discontinuation[J]. Psychother Psychosom, 2015, 84(2): 72-81.

[9] FAVA G A, BENASI G, LUCENTE M, et al. Withdrawal symptoms after serotonin-noradrenaline reuptake inhibitor discontinuation[J]. Psychother Psychosom, 2018, 87 (4): 195-203.

[10] CHOUINARD G, CHOUINARD V A. New classification of selective serotonin reuptake inhibitor withdrawal[J]. Psychother Psychosom, 2015, 84(2): 63-71.

[11] CHOUINARD G. Issues in the clinical use of benzodiazepines: potency, withdrawal, and rebound[J]. J Clin Psychiatry, 2004, 65(Suppl 5): 7-12.

[12] GODDARD A W, BROUETTE T, ALMAI A, et al. Early coadministration of clonazepam with sertraline for panic disorder[J]. Arch Gen Psychiatry, 2001, 58(7): 681-686.

[13] PRATT J, JENNER P, REYNOLDS E H, et al. Clonazepam induces decreased serotoninergic activity in the mouse brain[J]. Neuropharmacology, 1979, 18(10): 791-799.

[14] LIMA L, TREJO E, URBINA M. Serotonin turnover rate, 3H paroxetine binding sites, and 5-HT1a receptors in the hippocampus of rats subchronically treated with clonazepam[J]. Neuropharmacology, 1995, 34(10): 1327-1333.

[15] FUX M, TAUB M, ZOHAR J. Emergence of depressive symptoms during treatment for panic disorder with specific 5-hydroxytryptophan reuptake inhibitors[J]. Acta Psychiatr Scand, 1993, 88(4): 235-237.

[16] FAVA G A, RUINI C, RAFANELLI C, et al. Six-year outcome of cognitive behavior therapy for prevention of recurrent depression[J]. Am J Psychiatry, 2004, 161(10): 1872-1876.

[17] FAVA G A, BELAISE C. Discontinuing antidepressant drugs: lesson from a failed trial and extensive clinical experience [J]. Psychother Psychosom, 2018, 87 (5): 257-267.

[18] BELAISE C, GATTI A, CHOUINARD V A, et al. Persistent postwithdrawal disorders induced by paroxetine, a selective serotonin reuptake inhibitor, and treated with specific cognitive behavioral therapy [J]. Psychother Psychosom, 2014, 83 (4): 247-248.

[19] FAVA G A, MCEWEN B S, GUIDI J, et al. Clinical characterization of allostatic overload [J]. Psychoneuroendocrinology, 2019 (108): 94-101.

[20] PAYKEL E S, TANNER J. Life events, depressive relapse and maintenance treatment [J]. Psychol Med, 1976, 6 (3): 481-485.

[21] BAINUM T B, FIKE D S, MECHELAY D, et al. Effect of abrupt discontinuation of antidepressants in critically ill hospitalized adults [J]. Pharmacotherapy, 2017, 37 (10): 1231-1240.

[22] CARVALHO A F, SHARMA M S, BRUNONI A R, et al. The safety, tolerability and risks associated with the use of newer generation antidepressant drugs: a critical review of the literature [J]. Psychother Psychosom, 2016, 85 (5): 270-288.

[23] FAVA G A, COSCI F, OFFIDANI E, et al. Behavioral toxicity revisited: iatrogenic comorbidity in psychiatric evaluation and treatment [J]. J Clin Psychopharmacol, 2016, 36 (6): 550-553.

[24] BATELAAN N M, BOSMAN R C, MUNTINGH A, et al. Risk of relapse after antidepressant discontinuation in anxiety disorders, obsessive-compulsive disorder, and post-traumatic stress disorder: systematic review and meta-analysis of relapse prevention trials [J]. BMJ, 2017 (358): j3927.

[25] TINT A, HADDAD P M, ANDERSON I M. The effect of rate of antidepressant tapering on the incidence of discontinuation symptoms: a randomised study [J]. J Psychopharmacol, 2008, 22 (3): 330-332.

[26] GALLAGHER J C, STRZINEK R A, CHENG R F, et al. The effect of dose titration and dose tapering on the tolerability of desvenlafaxine in women with vasomotor symptoms associated with menopause [J]. J Womens Health (Larchmt), 2012, 21 (2): 188-198.

[27] KHAN A, MUSGNUNG J, RAMEY T, et al. Abrupt discontinuation compared with a 1-week taper regimen in depressed outpatients treated for 24 weeks with desvenlafaxine 50 mg/d [J]. J Clin Psychopharmacol, 2014, 34 (3): 365-368.

[28] HENGARTNER M P, SCHULTHESS L, SORENSEN A, et al. Protracted withdrawal syndrome after stopping antidepressants: a descriptive quantitative analysis of consumer narratives from a large internet forum [J]. Ther Adv Psychopharmacol,

2020（10）: 666421155.

[29] SCHOLTEN W, BATELAAN N, VAN BALKOM A. Barriers to discontinuing antidepressants in patients with depressive and anxiety disorders: a review of the literature and clinical recommendations[J]. Ther Adv Psychopharmacol, 2020（10）: 666468324.

[30] HOROWITZ M A, TAYLOR D. Tapering of SSRI treatment to mitigate withdrawal symptoms[J]. Lancet Psychiatry, 2019, 6（6）: 538-546.

[31] GROOT P C, VAN OS J. How user knowledge of psychotropic drug withdrawal resulted in the development of person-specific tapering medication[J]. Ther Adv Psychopharmacol, 2020（10）: 666469276.

[32] FAVA G A. May antidepressant drugs worsen the conditions they are supposed to treat？ The clinical foundations of the oppositional model of tolerance[J]. Ther Adv Psychopharmacol, 2020（10）: 666431403.

[33] HADDAD P M. Antidepressant discontinuation syndromes[J]. Drug Saf, 2001, 24（3）: 183-197.

[34] KEKS N, HOPE J, KEOGH S. Switching and stopping antidepressants[J]. Aust Prescr, 2016, 39（3）: 76-83.

[35] FAVA G A, COSCI F, GUIDI J, et al. The deceptive manifestations of treatment resistance in depression: a new look at the problem[J]. Psychother Psychosom, 2020, 89（5）: 265-273.

[36] POLLACK M H, VAN AMERINGEN M, SIMON N M, et al. A double-blind randomized controlled trial of augmentation and switch strategies for refractory social anxiety disorder[J]. Am J Psychiatry, 2014, 171（1）: 44-53.

[37] CLOOS J M, BOCQUET V, ROLLAND-PORTAL I, et al. Hypnotics and triazolobenzodiazepines-best predictors of high-dose benzodiazepine use: results from the luxembourg national health insurance registry[J]. Psychother Psychosom, 2015, 84（5）: 273-283.

[38] COSCI F, CHOUINARD G. Acute and persistent withdrawal syndromes following discontinuation of psychotropic medications[J]. Psychother Psychosom, 2020, 89（5）: 283-306.

[39] NARDI A E, FREIRE R C, VALENÇA A M, et al. Tapering clonazepam in patients with panic disorder after at least 3 years of treatment[J]. J Clin Psychopharmacol, 2010, 30（3）: 290-293.

[40] ANDRADE C. Antidepressant-withdrawal mania: a critical review and synthesis of the literature[J]. J Clin Psychiatry, 2004, 65（7）: 987-993.

[41] TOMBA E, GUIDI J, FAVA G A. What psychologists need to know about psychotropic

medications［J］. Clin Psychol Psychother, 2018, 25（2）: 181-187.

［42］FAVA G A, SONINO N. Depression associated with medical illness［J］. CNS Drugs, 1996, 5（3）: 175-189.

［43］SPINA E, TRIFIRÒ G, CARACI F. Clinically significant drug interactions with newer antidepressants［J］. CNS Drugs, 2012, 26（1）: 39-67.

［44］BEZCHLIBNYK-BUTLER K Z, JEFFRIES J. Clinical handbook of psychotropic drugs［M］. 23rd ed. Boston: Hogrefe, 2019.

［45］CIRAULO D A, SHADER R I, GREENBLAT D J, et al. Drug interactions in psychiatry［M］. 3rd ed. Baltimore: Williams and Wilkins, 2005.

［46］DUBOVSKY S L. Clinical guide to psychotropic drugs［M］. New York: Norton, 2005.

［47］BALDESSARINI R J. Chemotherapy in psychiatry: pharmacologic basis of treatments for major mental illness［M］. 3rd ed. New York: Springer, 2013.

［48］GHAEMI S N. Clinical psychopharmacology: principles and practice［M］. New York: Oxford University Press, 2019.

［49］GNJIDIC D, TINETTI M, ALLORE H G. Assessing medication burden and polypharmacy: finding the perfect measure［J］. Expert Rev Clin Pharmacol, 2017, 10（4）: 345-347.

［50］GHAEMI S N. Polypharmacy in psychiatry［M］. New York: Dekker, 2002.

［51］PLANA-RIPOLL O, PEDERSEN C B, HOLTZ Y, et al. Exploring comorbidity within mental disorders among a danish national population［J］. JAMA Psychiatry, 2019, 76（3）: 259-270.

［52］FAVA G A, PARK S K, DUBOVSKY S L. The mental health clinic: a new model［J］. World Psychiatry, 2008, 7（3）: 177-181.

［53］SIMPSON G M, MAY P R A. Schizophrenic disorders［M］//GREIST J H, JEFFERSON J W, SPITZER R L. Treatment of mental disorders. New York: Oxford University Press, 1982.

［54］FAVA G A. Modern psychiatric treatment: a tribute to Thomas Detre, MD（1924-2011）［J］. Psychother Psychosom, 2013, 82（1）: 1-7.

［55］GLIEDMAN L H, NASH E J, IMBER S D, et al. Reduction of symptoms by pharmacologically inert substances and by short-term psychotherapy［J］. AMA Arch Neurol Psychiatry, 1958, 79（3）: 345-351.

［56］DOWNING R W, RICKELS K. Nonspecific factors and their interaction with psychological treatment in pharmacotherapy［M］// LIPTON M A, DI MASCIO A, KILLAM K F. Psychopharmacology: a generation of progress. New York: Raven Press, 1978.

［57］FAVA G A, GUIDI J, RAFANELLI C, et al. The clinical inadequacy of the placebo model and the development of an alternative conceptual framework［J］. Psychother

Psychosom, 2017, 86（6）: 332-340.

［58］UHLENHUTH E H, RICKELS K, FISHER S, et al. Drug, doctor's verbal attitude and clinic setting in the symptomatic response to pharmacotherapy［J］. Psychopharmacologia, 1966, 9（5）: 392-418.

第 9 章　第一个心理治疗模块：解释性治疗

　　第一个心理治疗模块是基于 Kellner 的解释性治疗，包括提供准确的信息、解释、传授选择性知觉的原则（注意身体的某个部位使患者更加意识到身体该部位的感觉而不是其他部位）、安慰和重复。设计该方案的目的是提高患者在逐渐减量期间或停用抗抑郁药物后对撤药症状的耐受性。

　　关键词：抗抑郁药物；日记；解释性治疗；安慰；选择性知觉

　　疾病行为是指"个人对身体迹象做出反应的不同方式，即如何监测内部状态，定义和解释症状，作出归因，采取补救措施，以及利用各种来源的非正式和正式的护理"[1]。疾病行为，在其体验、认知和行为方面是调节个体对新撤药症状的出现和持续反应的重要因素。患者的感知是经验方面；患者解释这些感知的方式构成了认知方面；患者配合治疗计划（自我治疗）的角色构成了行为方面。疾病行为在医疗环境中的作用一直受到重视，尤其是在功能性内科疾病方面[2,3]。而人们对探索其对精神症状学[4]和精神药理学[5]的调节作用兴趣不大。在研究人格对苯二氮䓬类药物依赖患者撤药严重程度和减量结果的影响时，已经观察到有些患者似乎对内部线索特别敏感，因此极其害怕完成苯二氮䓬药物减量[6]。人格当然会有一定的作用；然而，某种类型的疾病行为并不总是发生在每个具有特定特征的患者身上。这在很大程度上取决于患者与医生之间的互动，以及患者对在线信息资源的解读[2,3,7]。

　　Robert Kellner 分析了与功能性内科疾病患者治疗有关的研究结果，并确定了一些可能与更好预后相关的因素[8]。之后，他开发了一种心理治疗方法用于改善疾病行为和治疗疑病症的恐惧和信念，定义为解释性治疗（explanatory therapy）[9]。这种方法随后在一项对照研究中得到验证[10]，该研究涉及最严重的功能障碍性疾病行为——疑病症。该方法包括提供准确的信息、解释、传授选择性知觉的原则(注意身体的一个部位使患者比其他部位更能意识到该部位的感觉)、安慰和重复[9,10]。Carlotta Belaise 和我修改了治疗方案,以提高抗抑郁药停用后对撤药症状的耐受力[11]。鼓励监督治疗的医生(无论是精神病医生还是内科医生)在患者的评估过程中使用一些解释性治疗的成分。执行序贯心理治疗方法的临床心理学家或其他有资质的心理健康工作者可以参考以下结构化方案。

解释性治疗是前一章已经提到的序贯心理治疗方法的第一模块的基本要素。整个策略包括 3 个模块,根据患者的个性化需求可以有不同的持续时间(图 8-1 和 8-2)。患者每周或每两周接受一次治疗,疗程次数从 16 次到 24 次不等。

解释性治疗

该模块是针对逐步减药阶段,可能发生在序贯方法的开始(图 8-1)或中间阶段(图 8-2)。后一种情况下,在对先前未接受过心理治疗干预的焦虑障碍患者进行认知行为疗法治疗后,逐渐减量和停药会被推迟。该模块的持续时间是可变的(每周 2~6 次),具体取决于逐渐减药的方法。无论如何,在整个序贯治疗中都会使用解释性治疗的要素并提醒患者。

解释治疗应在减少抗抑郁药物治疗之前开始。在第一个疗程中,鼓励患者写日记,在日记中将每次治疗期间出现的最令人不安的症状记录在列表中,并为每个症状打分(0~100 分,其中 100 分是最令人烦恼的)。在日记中,患者还记录了最令人痛苦时刻的发生情况。只要治疗取得进展,就应鼓励患者对其经历写下不同解释(表 9-1)。指导患者在下次就诊时携带日记。

表 9-1　抗抑郁药物减量日记示例

情境	症状及强度(0~100 分)	解释
我正在家里尝试准备明天的课程和给家人准备晚餐	我感觉糟糕,很困惑 我将无法完成任何事情 我有被电击般的感觉 我的课会失败 强度:70 分	电击般的感觉是由于药物减量引起的 在开始药物治疗之前,我也有其他症状,我应该冷静下来,事情会好起来的

治疗师会提供几种类型的反馈并记录在日记中。第一个组成部分涉及准确的信息。计划的停药方案已向患者详细说明，无法预测撤药症状是否会发生，也无法预测其发作方式、严重程度和持续时间。患者被告知，症状可能在减量期间开始出现，并往往在停药后的1~2周达到高峰。撤药症状是新症状，可能在一个月内缓慢消退，也可能持续较长时间（数月）。形成对症状感知的正确态度（在心理治疗中学习）可能会加速症状的消失[11]。来自心理生理学研究的证据表明，有关威胁性躯体感觉的准确信息可以影响包括自主反应的严重程度和主观痛苦等多种现象[8,9]。

另一个组成部分涉及解释之前与医生的不良沟通以及所经历的感觉的本质。患者通常没有被预警抗抑郁药物的潜在依赖性，并且可能对此产生的强烈感觉。他们的问题变成了"这怎么会发生？"我经常用"抗生素悖论"作为例子：治疗细菌感染的最佳药物也是选择和繁殖耐药菌株的最佳药物，即使停止暴露于药物，耐药菌株也会在环境中持续存在[12]。抗抑郁药物可能挽救生命，但也可能导致潜在的依赖性。

第三个基本组成部分是解释人们有强烈的倾向去关注身体的某些部位，并确信感知到威胁性刺激（选择性知觉）。如果一个人担心另一个人的到来，就会听到走廊里的脚步声；而如果一个人没有动机，他就不会察觉到脚步声[9]。撤药症状，即神经情绪（neuroemotions）的生动体验很可能会引发选择性感知的状态。

最后，Kellner强调了患者在登记和保留复杂信息时可能遇到的困难[8,9]。因此，重复和安慰也是解释性治疗的另一个重要治疗成分（如"在逐渐减量或停药后经常出现这些症状""这不是复发，而是撤药反应""这只是一个过渡阶段，很快就结束"）[11]。内科医生通过查体，可以提供非常有效的安慰和保证，根据我的临床经验，这将受到患者的高度赞赏。

提供这种类型的反馈会给患者带来"精神希望"[11]。第3章中描述的年轻患者Emma在治疗结束时写道："如果没有人告诉我停用文拉法辛后我所经历的症状是可以预料到的，且隧道尽头最终会有光明，那么我可能会自杀，因为精神上的痛苦无法忍受。"她告诉我："我不知道自己在隧道的什么地方，只知道前后都是黑暗。但我有种感觉，你能看到我在隧道中前进，并且你知道我所处的位置。"事实上，要有如此清晰的视野是相当困难的，但我很高兴Emma没有察觉到我的犹豫或优柔寡断。

第一轮解释性治疗之后的解释性治疗涉及患者日记。日记包含的一栏是患者描述最痛苦的症状出现时的情况；第二栏描述痛苦和经历的症状；第三栏则涉及对患者的解释，以便有治疗师的补充。患者认识到并不是所有的症状都可以归因于抗抑郁药（澄清）。表 9-1 提供了一位教师 Veronica 在西酞普兰减量期间的日记示例。当刚减量时没有立即出现撤药症状，日记也很重要：症状可能会随着进一步的减量或停药后出现，或在停药后数周或数月开始。

鼓励患者继续保持日常活动，尽可能少地关注症状[11]。有些日子很糟糕，但是，如果患者尝试做出反应，日子就会好起来。对于那些对生活持消极态度且有大量机会关注其症状的患者，可制定活动安排。本书介绍了一些动机要素来解释行为毒性的概念（第 3 章）。提醒患者，该药物已对他们产生了毒性，从长远来看，他们的症状会改善。如果出现与对抗耐受相关的临床现象（如功效丧失、矛盾效应）或主要副作用（如体重增加），则可以有效地使用它们来表明摆脱抗抑郁药物的重要性，以及只是简单地改变抗抑郁药物类型的潜在危害。最后给出一些生活方式建议（如避免酒精和咖啡因的摄入、体育锻炼、睡眠卫生、均衡饮食）。框 9-1 总结了第一个模块的结构。

框 9-1　第一个治疗模块的目标

1. 检查患者的一般状况。
2. 列出发生的新症状，并按痛苦程度排序。
3. 说明所选择的药物减量程序的各个步骤。
4. 记录与最糟糕时刻及情况相关的日记。
5. 回顾日记，特别关注撤药症状的出现。
6. 鼓励患者继续减量抗抑郁药物，并最终停药。
7. 提供准确的信息、解释、传授选择性感知的原则、安慰和重复说明。
8. 如有必要，安排活动时间表。
9. 布置家庭作业。
10. 生活方式建议。

过渡向前

第一个模块的持续时间非常灵活，具体取决于所选择的减量方式，特别是治疗师对患者洞察力水平和反应能力的评估。随着日记的推出，我们迈出了重要的一步。事实上，写痛苦日记本身就是一种与自我表露作用相关的重要治疗成分[13]。Pennebaker[14]开拓了日记的治疗用途，并制定了一套以书面形式披露创伤经历的方案。大量试验研究表明，与中性写作相比，通过写作表达创伤经历可以改善心理状态和身体健康，并且可以增强免疫功能，减少自主神经系统的活动[14]。此外，日记是认知行为疗法和幸福感疗法的基本步骤。因此，在第一个模块中使用日记有助于过渡到序贯治疗的后续步骤。

（王红星　郑晓磊）

参考文献

[1] MECHANIC D. Sociological dimensions of illness behavior[J]. Soc Sci Med, 1995, 41 (9): 1207-1216.

[2] COSCI F, FAVA G A. The clinical inadequacy of the DSM-5 classification of somatic symptom and related disorders: an alternative trans-diagnostic model[J]. CNS Spectr, 2016, 21(4): 310-317.

[3] FAVA G A, COSCI F, SONINO N. Current psychosomatic practice[J]. Psychother Psychosom, 2017, 86(1): 13-30.

[4] FAVA G A, RAFANELLI C, TOMBA E. The clinical process in psychiatry: a clinimetric approach[J]. J Clin Psychiatry, 2012, 73(2): 177-184.

[5] DE LAS C C, DE LEON J. Reviving research on medication attitudes for improving pharmacotherapy: focusing on adherence[J]. Psychother Psychosom, 2017, 86(2): 73-79.

[6] SCHWEIZER E, RICKELS K, De MARTINIS N, et al. The effect of personality on withdrawal severity and taper outcome in benzodiazepine dependent patients[J]. Psychol med, 1998, 28(3): 713-720.

[7] COSCI F, GUIDI J. The role of illness behavior in the COVID-19 pandemic[J]. Psychother Psychosom, 2021, 90(3): 156-159.

[8] KELLNER R. Somatization and hypochondriasis[M]. New York: Praeger, 1986.

[9] KELLNER R. Psychotherapeutic strategies in the treatment of psychophysiologic disorders[J]. Psychother Psychosom, 1979, 32(1/2/3/4): 91-100.

[10] FAVA G A, GRANDI S, RAFANELLI C, et al. Explanatory therapy in hypochondriasis [J]. J Clin Psychiatry, 2000, 61(4): 317-322, 323.

[11] FAVA G A, BELAISE C. Discontinuing antidepressant drugs: lesson from a failed trial

and extensive clinical experience [J]. Psychother Psychosom, 2018, 87 (5): 257-267.

[12] LEVY S B. The antibiotic paradox: how miracle drugs are destroying the miracle [M]. New York: Plenum, 1992.

[13] GUIDI J, BRAKEMEIER E L, BOCKTING C, et al. Methodological recommendations for trials of psychological interventions [J]. Psychother Psychosom, 2018, 87 (5): 276-284.

[14] PENNEBAKER J W. Writing about emotional experiences as a therapeutic process [J]. Psychological Science, 1997, 8 (3): 162-166.

第 10 章 第二个心理治疗模块：认知行为疗法

本章描述了心理治疗模块的认知行为部分。其通常在解释性治疗后，但如果抗抑郁药物用于焦虑障碍、强迫障碍或创伤后应激障碍而没有同期或以往的任何心理治疗方法，这一治疗模块也可能先于解释性治疗。认知行为策略是基于结构化日记、认知重组、家庭作业和生活方式指导的使用。根据需要继续进行解释性治疗。

关键词：焦虑；认知行为疗法；解释性治疗；心理治疗；序贯治疗

迄今为止，认知行为疗法（cognitive-behavioral therapy，CBT）在抗抑郁药物停药过程中的应用还很少。Scholten 等[1]报道了首个随机对照试验，在临床痊愈的焦虑障碍患者中比较常规治疗组和使用 CBT 组（复发预防组）预防停用抗抑郁药物治疗后的复发情况。CBT 组患者接受了 8 次针对易感因素和停药症状的小组治疗，以预防复发。抗抑郁药物在 4 个月内按照固定时间表每两周减量一次。常规治疗组中，在不使用 CBT 的情况下，按照相同的时间表，在单独的疗程中逐步减量和停用抗抑郁药物。主要终点是任何焦虑障碍或重性抑郁障碍的发生或复发；次要终点是停用抗抑郁药物的成功率。研究共纳入 73 例患者。在 16 个月的时间里，CBT 组和常规治疗组任何主要和次要终点指标都没有显著差异。尽管有指导，但仅 36% 的参与者成功停用了抗抑郁药物；仅 28% 的患者没有复发；一名患者自杀。由于伦理原因和无效性，该试验被提前终止[1]。

然而，上述试验当然不是徒劳的，而是提供了重要的见解[2]。正如作者评论的那样[1]，指南中关于停用抗抑郁药物的建议在研究人群中被发现既不可行也没有效。虽然调查员相信他们应用了最佳治疗的证据，却被完全误导了[2]。尽管缓慢减量，撤药症状和综合征仍可能在停药期间发生，且在停药几周后不会神奇地消失，并可能持续很长时间，从而导致撤药综合征[2]。在这项试验[1]中，CBT 组治疗在更需要时停止；此外，没有充分评估和处理撤药症状和综合征，可能被误认为是焦虑症状的发生[2]。

类似的方法学问题也影响了另一项随机对照试验，即在怀孕期间停用抗抑郁药的预防性认知治疗[3]。改良版的 CBT 与停用抗抑郁药相关，并以继续使用药物和常规护理为对照[3]。两组孕妇抑郁的复发风险没有显著差异[3]。因为，同样在这种情况下，撤药症状可能被误认为是抑郁复发，这些结果对维持抗抑郁药物预防抑郁复发的效果提出了严重的疑问。研究结果还表明，怀孕期间停用抗抑郁药物是可行的。

在停用抗抑郁药物的序贯疗法中，CBT 有两种应用模式。心境障碍和焦虑障碍的治疗策略可能会大不相同。对于抑郁障碍，从长远来看需要解决可能会导致复发的残留症状和认知方式[4,5]。在焦虑障碍、强迫障碍和创伤后应激障碍（PTSD）中，往往需要治疗首发症状，而这些症状只能通过药物治疗暂时得到控制。毫不奇怪，焦虑障碍患者停用抗抑郁药物后，复发的可能性会很高[6]。我将 CBT 的应用作为第二个模块（图 8-1），在解释性治疗和抗抑郁药物逐渐减量（不一定是完全停用）之后，在幸福感疗法（Well-Being therapy，WBT）之前。然后，我将描述 CBT 先于解释性治疗和药物减量成为第一个模块的情况（图 8-2）。一个重要的临床问题是，除了药物治疗，患者是否接受过针对焦虑障碍、强迫障碍和创伤后应激障碍的有效的、循证的心理治疗。如果有，具体是哪种治疗？使用其中一个模块或另一个模块的策略完全依赖于临床判断（特别是对原发疾病紊乱严重程度的评估，这可能被药物治疗掩盖）。

认知行为疗法作为第二模块

记录痛苦实例的结构化日记（自我观察）作为意识和反思的来源，是一种基本的认知行为技巧[7-9]。正如 Wright 及其同事所说[9]，将自动思维记录在纸上（或使用电脑、智能手机）"可以吸引患者对重要认知的注意力，提供了练习识别自动思维的系统方法，并常常激发对自动思维有效性的探究感。只要看到写在纸上的想法，往往就会自发地努力修正或纠正适应不良的认知"。图式（schema）是知识和经验的有组织的、持久的表征，它指导信息的处理以及与生活环境的交互[7-9]。例如，抑郁患者往往有以失落、失败、无价值感和拒绝为特征的图式，导致对自己、世界和未来的消极认知（认知三联征）和消极的信息处理偏差[7]。自我观察在行为治疗中也发挥着重要作用，特别是在焦虑障碍的家庭作业暴露疗法[10]。治疗的核心原则是帮助患者建立对恐惧情景及焦虑状态的耐受[10]。治疗师与患者一起计划一个结构化的暴露任务和后续推进（每个暴露任务的进展情况）的日记。治疗师和患者一起回顾日记，提供安慰和指导。结构化日记包含消极和积极经历的混合体，治疗师应使用积极强化，指导患者适当调整[11]。因此，对痛苦的自我观察和建立回避层级为认知行为干预奠定了基础：在心理治疗过程中可以修改图式并克服回避，以实现功能性作用[7-11]。

随着第二个模块的开始，写日记有了不同的内涵。患者应在日记中报告（表 10-1）之后两周可能出现的所有痛苦事件。需要强调的是，痛苦（未指明）不需要长期存在，也可能是短暂的。还要指导患者建立一个会引起痛苦和 / 或倾向于回避行为的情景列表。每种情况都应该在 0~100 分的范围内进行评分（0 分 = 没有问题；100 分 = 恐慌，难以忍受的痛苦）。患者需要在下次就诊时携带日记。

制定认知行为策略。可能包括暴露和认知重构，暴露只包括家庭作业。根据日记中列出的情况，为患者制定暴露策略。治疗师按照暴露等级逻辑[10-11]在每天的日记中写下一项任务。患者给每项家庭作业打分，0~100 分。在下次访谈时，治疗师重新评估完成的作业并讨论后续步骤和 / 或可能随之而来的依从性问题。认知重构遵循 Beck 等的模式，基于对痛苦的评分（0~100 分）、负性自动思维和观察者解释的概念，并依赖于宏观分析的使用（见第 7 章相关内容）。例如，Veronica 在第 9 章中所报告的情况可以重新表述，如表 10-1 所示。

表 10-1　Veronica 认知重构日记示例

情境	困扰（强度 0~100 分）	负性自动思维	观察者解释
我正在家里尝试准备明天的课程和给家人准备晚餐	我感到紧张和焦虑强度：60 分	我无法完成任何事情 我是个彻底的失败者	通常我能准备出不错的课程 这只是焦虑 如果尝试冷静下来，我可以做到

可能成为认知重构对象的问题严格取决于患者所提供的资料，包括焦虑的想法、烦躁、睡眠问题、精力和注意力下降的感觉、残留的绝望感、重返职场的问题（工作能力下降、回避和拖延）、缺乏自信和自我照顾、完美主义和不切实际的自我期望。所有这些症状可能是抑郁症残留阶段的特征[12]。但是，在第二个模块的过程中必须继续监测可能持续存在的撤药症状。心理治疗师应根据患者的轻重缓急和需要，将原有症状的治疗与新症状的出现结合起来。

框 10-1 总结了第二个模块的结构。其可能会持续 6~10 次，最好每隔一周进行一次。根据需要继续解释性心理治疗。第二个模块可以由心理医生完成，但需要精神科医生的评估，可能还需要医疗顾问。

框 10-1　第二个治疗模块的目标

1. 检查患者的一般状况。
2. 回顾日记，特别关注撤药和情感症状的轨迹。
3. 辨识亚临床痛苦、回避和残余症状。
4. 提供信息、安慰、解释和重复说明。
5. 认知重构。
6. 活动安排。
7. 布置家庭作业。
8. 生活方式建议。

认知行为疗法作为第一个模块

在一项对照试验中[13]，当使用抗抑郁药物结合 CBT 治疗惊恐障碍时，停药患者与继续用药患者在复发方面没有显著差异[13]。这些发现与我们的公开试验中观察到的结果一致：即在接受行为疗法治疗的惊恐障碍和广场恐怖症缓解患者中停用 SSRI[14]，在 1 年的随访中，仍出现了大量的撤药症状，但在 20 例患者中只有 1 例出现惊恐复发。当焦虑障碍通过 CBT 获得缓解时，很可能耐受时间会很长[15]，这尤其适用于恐惧障碍患者暴露治疗的家庭作业以增进疗效[16,17]。

尽管接受了抗抑郁药物治疗，患者仍可能符合焦虑障碍 / 强迫障碍 / 创伤后应激障碍（PTSD）的诊断标准[18]，临床实践中经常出现这种情况[16,17]。或者这些患者可能不符合特定的标准，但表现出亚临床症状，这具有重要意义。例如，一些微妙的回避行为可能与较大的功能障碍和临床无效有关（我可以去那个地方，但只有当……）[11]。此时临床测量法再次显示其重要性[19]。根据 DSM-5[18]认可的心理测量模型，严重程度由症状的数量决定，而不是由其强度或特征性决定，就像评定量表的得分取决于出现症状的数量一样。临床指标反映了临床医学的实践，然而并不是所有的症状都是相同的，这些症状应该具有相同的权重[19]。在治疗过程的每次评估中重复使用宏观分析，并注意纵向发展和治疗反应，可能有助于区分减弱的共病和持续存在的障碍。

在幸福感疗法治疗手册（WBT）[20]中，我提供了认知行为治疗期间的认知重构和暴露疗法的家庭作业的详细方案，根据两种心理治疗策略的顺序整合，可能后续会进行 WBT 治疗。

过渡向前

一个 CBT 课程可能会产生广泛的反应。与药物治疗不同，一般实践中的心理治疗可能会导致约一半的病例改善，一小部分病例恶化，而其余病例没有变化[21]。序贯治疗的基本原理是一个疗程不太可能解决临床实践中可能遇到的复杂难题[19,22]。采用序贯设计的研究清楚地表明，通过成功的药物治疗获得的缓解水平可以通过后续的心理治疗来提高[5,22]。临床精神病学的医生和研究人员经常混淆治疗有效和完全康复[23]。事实上，有越来越多的证据表明，只有通过促进实现正常状态的干预措施才能达到完全康复[23,24]。Per Bech 和我[25]定义了一种以图 10-1 所示特征为正常健康的心境状态。我和 Jenny Guidi 最近制定了评估心境愉快状态的指南[23,24]，包括一个结构化的会谈，即"心境愉快临床访谈"（包括积极情感的内容，心理健康的两个维度，以及关于灵活性、一致性和复原力的信息）和自评量表，如"心境愉快量表（Euthymia Scale）"[23-25]。

因此，CBT 之后的第二次完整评估（无论是第一次还是第二次连续模块之后）（图 8-1 和图 8-2）变得相当重要，特别是如果扩展到心境愉快的评估。其可能会在宏观分析中产生实质性的变化，这对于引入心理治疗的第三个模块 WBT[20]很有用。

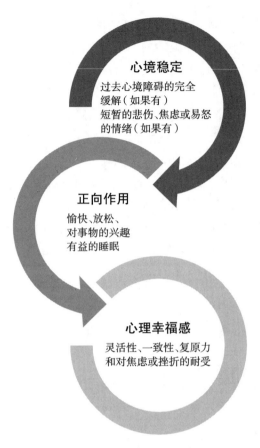

图 10-1　心境愉快的临床表现

（王红星　冷海霞）

参考文献

[1] SCHOLTEN W D, BATELAAN N M, VAN OPPEN P, et al. The efficacy of a group CBT relapse prevention program for remitted anxiety disorder patients who discontinue antidepressant medication：a randomized controlled trial［J］. Psychother Psychosom, 2018, 87（4）: 240-242.

[2] FAVA G A, BELAISE C. Discontinuing antidepressant drugs：lesson from a failed trial and extensive clinical experience［J］. Psychother Psychosom, 2018, 87（5）: 257-267.

[3] MOLENAAR N M, BROUWER M E, BURGER H, et al. Preventive cognitive therapy with antidepressant discontinuation during pregnancy：results from a randomized

controlled trial［J］. J Clin Psychiatry, 2020, 81（4）: 1913099.

［4］FAVA G A. Sequential treatment: a new way of integrating pharmacotherapy and psychotherapy［J］. Psychother Psychosom, 1999, 68（5）: 227-229.

［5］GUIDI J, TOMBA E, FAVA G A. The sequential integration of pharmacotherapy and psychotherapy in the treatment of major depressive disorder: a meta-analysis of the sequential model and a critical review of the literature［J］. Am J Psychiatry, 2016, 173（2）: 128-137.

［6］BATELAAN N M, BOSMAN R C, MUNTINGH A, et al. Risk of relapse after antidepressant discontinuation in anxiety disorders, obsessive-compulsive disorder, and post-traumatic stress disorder: systematic review and meta-analysis of relapse prevention trials［J］. BMJ, 2017（358）: j3927.

［7］BECK A T, RUSH A J, SHAW B F. Cognitive therapy of depression［M］. New York: Guilford, 1979.

［8］CLARK D A, BECK A T. Cognitive therapy of anxiety disorders: science and practice［M］. New York: Guilford, 2010.

［9］WRIGHT J H, BROWN G K, THASE M E. Learning cognitive- behavior therapy［M］. 2nd ed. Arlington, VA: American Psychiatric Association Publishing, 2017.

［10］MARKS I M. Phobias and rituals［M］. New York: Oxford University Press, 1987.

［11］FAVA G A, GRANDI S, CANESTRARI R, et al. Mechanisms of change of panic attacks with exposure treatment of agoraphobia［J］. J Affect Disord, 1991, 22（1/2）: 65-71.

［12］GUIDI J, TOMBA E, COSCI F, et al. The role of staging in planning psychotherapeutic interventions in depression［J］. J Clin Psychiatry, 2017, 78（4）: 456-463.

［13］SCHMIDT N B, WOLLAWAY-BICKEL K, TRAKOWSKI J H, et al. Antidepressant discontinuation in the context of cognitive behavioral treatment for panic disorder［J］. Behav Res Ther, 2002, 40（1）: 67-73.

［14］FAVA G A, BERNARDI M, TOMBA E, et al. Effects of gradual discontinuation of selective serotonin reuptake inhibitors in panic disorder with agoraphobia［J］. Int J Neuropsychopharmacol, 2007, 10（6）: 835-838.

［15］VON BRACHEL R, HIRSCHFELD G, BERNER A, et al. Long-term effectiveness of cognitive behavioral therapy in routine outpatient care: a 5- to 20-year follow-up study［J］. Psychother Psychosom, 2019, 88（4）: 225-235.

［16］FAVA G A, RAFANELLI C, GRANDI S, et al. Long-term outcome of panic disorder with agoraphobia treated by exposure［J］. Psychol Med, 2001, 31（5）: 891-898.

［17］FAVA G A, GRANDI S, RAFANELLI C, et al. Long-term outcome of social phobia treated by exposure［J］. Psychol Med, 2001, 31（5）: 899-905.

［18］American Psychiatric Association. Diagnostic and statistical manual of mental disorders: DSM-5 [M]. 5th ed. Washington, DC: American Psychiatric Publishing, 2013.

[19] FAVA G A, RAFANELLI C, TOMBA E. The clinical process in psychiatry: a clinimetric approach [J]. J Clin Psychiatry, 2012, 73 (2): 177-184.

[20] FAVA G A. Well-Being Therapy: Treatment manual and clinical applications [M]. Basel: Karger, 2016.

[21] LAMBERT M J. Maximizing psychotherapy outcome beyond evidence-based medicine [J]. Psychother Psychosom, 2017, 86 (2): 80-89.

[22] GUIDI J, FAVA G A. Sequential combination of pharmacotherapy and psychotherapy in major depressive disorder: a systematic review and meta-analysis [J]. JAMA Psychiatry, 2021, 78 (3): 261-269.

[23] FAVA G A, GUIDI J. The pursuit of euthymia [J]. World Psychiatry, 2020, 19 (1): 40-50.

[24] GUIDI J, FAVA G A. The emerging role of euthymia in psychotherapy research and practice [J]. Clin Psychol Rev, 2020 (82): 101941.

[25] FAVA G A, BECH P. The concept of euthymia [J]. Psychother Psychosom, 2016, 85 (1): 1-5.

第 11 章　第三个心理治疗模块：幸福感疗法

　　本章介绍第三个心理治疗模块幸福感疗法（WBT），这是一种短期心理治疗策略，强调使用结构化日记对心理健康进行自我观察，通过认知行为技巧对干扰思想和／或行为进行认知重构，以及家庭作业（如追求最佳体验）。WBT 可能在对抗心理脆弱方面发挥着重要作用，这些脆弱可能由停止服用抗抑郁药物引起。

　　关键词：抗抑郁药物；认知行为疗法；心境愉快；心理治疗；幸福感疗法

　　我第一次见到 Carol 时，她是一名 34 岁的律师并患有恐慌症和广场恐惧症，她尽可能地隐藏起来。尽管使用舍曲林（每天 100mg），其惊恐发作频率仍为每月两次。她声称药物有效果，但没有达到令人满意的程度。她服用舍曲林已经 5 年了（最初是每天 50mg）。我认为最好使用第二种序贯治疗方案（图 8-2），以 CBT 作为第一个治疗模块，并在 CBT 完成后推迟任何药理学改变。Carol 的广场恐惧症很微妙，正如经常发生的那样[1,2]，她可以每天去办公室和法庭，但没有做任何不同的事情。她是单身，独自生活，这一点她不喜欢，但已经习惯了。Carol 对我进行的基于家庭作业暴露的行为干预反应非常好[1,2]，焦虑和回避的情况显著减少。然而，正如 1975 年一位临床医生对"抗抑郁人格"所描述的那样，她似乎处于一种迷茫的状态[3]："不急却不安；不是不能工作但不能做好工作；没有被孩子折磨，却无法享受生活；愿意被爱，但不主动去爱；既不紧张也不放松，既不生病也不健康，比抑郁更令人沮丧……"

　　当我表示计划开始减量并停止使用舍曲林时，她首先拒绝了我的建议，她说："我是一个虚弱的人，我需要药物中的血清素，如果没有舍曲林，我会感到沮丧和绝望。"我想起了我的一位老师（Bisish Lipowski）30 多年前就预见到的惊人的宣传成果[4]。

当前的另一个流行趋势是告诉患者他们正遭受大脑化学物质失衡的折磨，这种说法的解释力与你对患者说"你还活着"大同小异。这种说法混淆了病因学和相关性、原因和机制之间的区别，这是该领域常见的混淆。它给患者一种误导性的印象，即患者失衡的原因需要通过纯粹的化学手段来解决，心理治疗是无用的，个人的努力和责任在康复中没有任何作用。

我试图向 Carol 解释舍曲林使用 5 年后不太可能比安慰剂更有效，但我意识到我的信息与药品宣传相背离。我补充说，如果舍曲林的积极作用是可疑的，那么可能会产生有害作用：麻木感和 / 或情绪迟钝和 / 或情感反应减弱。事实上，对"抗抑郁人格"[3]的最初观察结果现在已经被多项研究结果所证实[5]。这种可能性启发了 Carol："制药公司往往会隐瞒副作用，很明显人们从来没有听说过。这是否意味着我会感觉好一点？"她同意逐渐减量并停用舍曲林。我们很幸运，因为 Carol 没有出现任何撤药症状。但是我们还需要做一些其他的事情，我觉得迫切需要幸福感疗法（WBT）[6]。

改变治疗的目标：幸福感疗法

1958 年 Marie Jahoda 出版了一本关于积极心理健康的著作[7]。她否认"心理健康的概念可以通过将其等同于没有疾病来有效地定义。因此，以更积极的内涵来理解心理健康的概念似乎更有成效，但要注意到，没有疾病可能构成心理健康的必要但不充分标准"。其概述了积极心理健康的标准：自主性（从内部调节行为）；环境掌握；与他人和环境的良好互动；个体成长、发展或自我实现的风格与程度；个体对自己的态度（自我知觉 / 接纳）。这本书表明了心理健康研究如何在心理障碍方面受到极大的重视。由于特定的心理治疗策略（如 WBT）的发展，这种不平衡经过了很长时间（40 年）才开始得到纠正[8]。WBT 与其他心理治疗方法（包括积极干预）的区别在于其以下特点。

1. 通过日记监测心理健康状况　主要的区别在于，鼓励患者在结构化的日记中识别幸福片段并将其置于情境中。这种搜索还涉及最佳体验[6,8]。这些特征是对环境的高度挑战和环境掌控的感知、深度专注、参与、享受、对情况的控制、对活动过程的清晰反馈和内在动机[9]。而所有其他的心理治疗方法都侧重于关注痛苦。

2. 通过寻找自动思维来识别对幸福感的低容忍度　一旦正确认识到幸福感的实例，就鼓励患者识别导致幸福感过早中断的想法和信念（自动思维），正如认知疗法中执行的那样[10]。然而，自我观察的触发点是不同的，其是基于幸福感而不是痛苦感。

3. 行为暴露　治疗师也可以强化和鼓励可能带来幸福感和最佳体验的活动（例如，分配每天特定时间进行特定愉快活动的任务）。强调应对最佳体验可能带来的挑战，因为正是通过这种挑战，自我才能获得成长和提升。

4. 使用特定的心理健康模型进行认知重构　对幸福感过程的监控使治疗师能够意识到 Jahoda 幸福感维度（Jahoda's well-being dimensions）[7]的特定损伤或过度水平，如 Ryff 维度分类[11]。因此，个体能够轻松识别幸福时刻，意识到幸福感的中断（干扰性思想和 / 或行为），利用认知行为技术来解决这些干扰并追求最佳体验。

5. 个性化和平衡的焦点　大多数积极干预措施只是简单地鼓励患者在所有维度上追求尽可能最高的心理健康水平，而 WBT 是为了获得平衡的功能，归入心境愉快（euthymia）的范畴（图 10-1）。根据人格特质、社会角色、文化和社会背景等因素，心境愉快的状态可能因人而异[12,13]。

因此，WBT 是一种短期心理治疗策略，强调使用结构化的日记对心理健康进行自我观察，通过认知行为技巧对干扰性思想和 / 或行为进行认知重构，以及家庭作业（例如，追求最佳体验）[6]。WBT 已经在多项随机对照试验中得到验证，主要用于 CBT 后的序贯联合，在抑郁障碍[14-17]、环性心境障碍[18]和急性冠脉事件后的抑郁和情绪低落[19]方面优于对照组。一项针对广泛性焦虑障碍[20]的拆解研究，即患者被随机分配到 8 次 CBT 或连续给予 CBT 后再进行 4 次 WBT 治疗，结果表明在 CBT 中加入 WBT 可以提高恢复水平。

然而，需要注意的是，这里所描述的 CBT 和 WBT（加上解释性治疗）的序贯组合尚未在停用抗抑郁药物的特定情况下经过适当设计和实施的随机对照试验验证，而仅适用于复发性抑郁症的序贯模型[12,13]。

幸福感治疗作为第三个心理治疗模块

WBT 带来了自我观察的转变。患者被要求在日记中报告其幸福感经历的情况，按照 0~100 分等级进行评分，其中 0 分表示缺乏幸福感，100

分表示可以体验到的最强烈的幸福感。这种信息收集还涉及最佳体验。根据 Jahoda[7] 的概念框架，使用 Ryff 维度分类[11]，回顾日记可以识别幸福感维度的受损或过度，如表 11-1 所示。

表 11-1　心理幸福感的双向性特征

	受损水平	平衡水平	过度水平
环境掌控	个体处理日常生活中的状况有困难，感觉无法将情况变好，对机会缺乏察觉	个体在处理环境方面有一定的掌控感，善于利用周围的机会，能够选择符合个人需求的事物	个体不断寻找难以处理的情境，无法享受积极情绪和休闲时间，过于投入于工作或家庭活动
个人成长	个体感到自己陷入困境，缺乏随时间推移而改善的感知，对生活感到无趣和不感兴趣	个体感到持续发展，感觉自己在成长和进步，对新经验持开放态度	个体无法深入挖掘过去的负面经历，他/她培养与现实相冲突的幻想，拥有不切实际的标准和目标
人生价值	缺乏生命中的意义感，目标或目的较少，缺乏方向感	在生活中设定了目标，并感到自己的现在和过去有意义	持有不切实际的期望和希望，经常对自己的表现感到不满，并无法认识到失败
自主性	过分关注他人期望和评价，依赖他人判断做重要决策	独立，能抵抗社会压力，按自我标准调节行为	无法与人相处，不善团队工作，难以向他人学习或寻求帮助
自我接纳	对自己不满和对过去感到失望	接受自己的优点和缺点，对过去持积极态度	难以承认自己的错误，总是把问题归咎于他人
与他人保持积极关系	与他人关系有限，难以敞开心扉	建立了信任的人际关系，关心他人福祉，理解人际关系的"互惠"	为他人牺牲自己的需求和福祉，由于低自尊和无价值感而导致过度宽容

事实上，幸福感的特征既不是积极的也不是消极的[6]。使用幸福感日记，结合认知重构和暴露作业，可能会为患者带来不同的前景。

许多患者就像本章开始 Carol 的情况一样，他们身体虚弱、脆弱，确信没有抗抑郁药物他们就活不下去。与环境掌控（没有抗抑郁药我就不能正常工作）和生活目标（没有抗抑郁药就没有生活）有关的消极认知模式可能会出现，但通过 WBT 也可以得到纠正。个人成长的维度对于使人意识到一些积极的变化可能非常重要，无论是随着时间的推移减少撤药症状方面（脑内过电感仍有发生，但比以前减少了，并且其他症状也减少了），还是重新体验 / 发现被抗抑郁药物麻痹或麻醉所导致的积极情绪[3,5]。Carol 说："我感觉我现在更有活力了，无论是生活中的好还是坏。"表 11-2 摘自第 9 章和第 10 章中提到的学校教师 Veronica 的日记。

表 11-2　幸福感日记示例

情境	幸福感（强度 0~100 分）	干扰性思维或行为	观察者
在课堂上，我成功处理了一个非常令人不安的学生	我感觉很好，而且感到自豪 强度：70 分	这只是一个单独的事件，没有什么特别的	这不是唯一的一次，尽管我不再服用抗抑郁药，但却越来越能够掌控局面

心理健康的其他方面可能会出现进一步的不平衡。患者可能会把其所有的问题都归咎于药物，而不承认以前也有问题（过度自我接纳），可能有自主性障碍（我总是不得不依赖某人或某事；我一个人做不了任何事），可能会低估其在人际关系方面的潜力（没人能忍受我，没有抗抑郁药我就无法忍受）。

第三个模块的结构和目标如框 11-1 所示。正如第二个模块中的情况所示，心理工作需要与精神病学和医疗随访相结合。

框 11-1　第三个治疗模块的目标

1. 检查患者的一般状况以及潜在的发展为持续性撤药后障碍的可能性。
2. 引入心理治疗焦点的变化（关注幸福而非痛苦）。
3. 使用幸福感日记：自我监测导致幸福感过早中断的想法和 / 或行为的实例，并引入观察者专栏（认知重构）。
4. 引入最佳体验的概念及其追求。
5. 让患者意识到撤药症状的改善情况。
6. 活动安排。
7. 布置家庭作业。
8. 生活方式建议。

随访评估的重要性

　　治疗模块结束后的随访评估至关重要，结果可能大相径庭。有些患者像 Carol 那样，没有任何撤药症状，根本不需要氯硝西泮，而且发生了向心境愉快的重要转变。心理治疗的经历促进了她生活的重大变化：她意识到自己工作的公司无法实现其职业发展，于是她换了一个更具挑战性但回报丰厚的职位（就职业而言，遗憾的是就经济收入而言变化不大）；多年后 Carol 开始与男士约会。相反，Veronica 经历了持续的、痛苦的和令人沮丧的撤药后障碍（撤药综合征的延长），不过一年内症状就消失了。Emma 辞去了工作，搬到另一个国家，进入了一个著名的博士项目，攻读她一直喜欢的课题，在 3 年随访期间，她仍然有脑内过电感和生殖器疼痛的症状，但强度和频率都有所降低。有些患者无法停用抗抑郁药并放弃停药，或停药后又想继续用药（如一位接受帕罗西汀治疗 20 年的患者成功停药后又重新开始服用，但却没有之前的效果）。最后，患者在逐渐减量或停用抗抑郁药物后复发（尤其见于焦虑障碍患者），尽管所有的药物和心理治疗程序都得到了认可，但如果不服用抗抑郁药物，他们根本无法康复。

　　比较不同策略并进行长期随访的随机对照研究，可以提供不同方法的获益、反应可能性和缺点的重要数据。我们需要神经生物学研究来解释为什么在相同的治疗时间内，某些患者会出现撤药综合征，而其他患者则不会，这应该在临床前[21]和临床两个层次进行。探索持续性撤药后障碍的发生、临床特征和神经生物学相关性的纵向研究也是当务之急。这些研究可阐明撤药综合征和其他行为毒性表现（例如难治性、临床疗效丧失）之间的关系，也可区分特定治疗加重了症状，或治疗根本无效，以及无论治疗与否，临床症状都会恶化。

　　正如第 4 章所阐述的，WBT 符合"康复是一条单行道"的概念。人们不应该期望回到治疗前的状态。WBT 可促进人的幸福感和复原力，使其对自我有积极评价（一种有持续成长和发展的意识），相信生活是有目的和有意义的，与他人建立良好的关系，有能力有效管理自己的生活，以及有自我决定的意识。在对抑郁障碍和焦虑障碍患者进行 WBT 治疗后，患者的易感性有所降低[14-20]，这可能意味着将来使用抗抑郁药物的可能性降低。该假设再次在随机对照研究中得到验证。根据耐受性对立模型，出现行为毒性（如撤药症状）的患者抑郁复发的风险更大（见第 4 章相关内容），因此需要密切随访评估（每 6 个月或每 12 个月）。

（王红星　刘晓蕾）

参考文献

［1］MARKS I M. Fears, phobias and rituals［M］. New York：Oxford University Press, 1987.

［2］FAVA G A, GRANDI S, CANESTRARI R, et al. Mechanisms of change of panic attacks with exposure treatment of agoraphobia［J］. J Affect Disord, 1991, 22（1/2）：65-71.

［3］MAYER D Y. Psychotropic drugs and the "anti-depressed" personality［J］. Br J Med Psychol, 1975, 48（4）：349-357.

［4］LIPOWSKI Z J. Psychiatry：mindless or brainless, both or neither?［J］. Can J Psychiatry, 1989, 34（3）：249-254.

［5］GOODWIN G M, PRICE J, DE BODINAT C, et al. Emotional blunting with antidepressant treatments：a survey among depressed patients［J］. J Affect Disord, 2017（221）：31-35.

［6］FAVA G A. Well-being therapy：treatment manual and clinical applications［M］. Basel：Karger, 2016.

［7］JAHODA M. Current concepts of positive mental health［M］. New York：Basic Books, 1958.

［8］FAVA G A, RAFANELLI C, CAZZARO M, et al. Well-being therapy. A novel psychotherapeutic approach for residual symptoms of affective disorders［J］. Psychol Med, 1998, 28（2）：475-480.

［9］CSIKSZENTMIHALYI M, CSIKSZENTMIHALYI I. Optimal experience：psychological studies of flow in consciousness［M］. New York：Cambridge University Press, 1988.

［10］WRIGHT J H, BROWN G K, THASE M E, et al. Learning cognitive-behavior therapy［M］. 2nd ed. Arlington VA：American Psychiatric Association Publishing, 2017.

［11］RYFF C D. Psychological well-being revisited：advances in the science and practice of eudaimonia［J］. Psychother Psychosom, 2014, 83（1）：10-28.

［12］GUIDI J, FAVA G A. The emerging role of euthymia in psychotherapy research and practice［J］. Clin Psychol Rev, 2020（82）：101941.

［13］FAVA G A, GUIDI J. The pursuit of euthymia［J］. World Psychiatry, 2020, 19（1）：40-50.

[14] FAVA G A, RAFANELLI C, GRANDI S, et al. Prevention of recurrent depression with cognitive behavioral therapy: preliminary findings[J]. Arch Gen Psychiatry, 1998, 55(9): 816-820.

[15] FAVA G A, RUINI C, RAFANELLI C, et al. Six-year outcome of cognitive behavior therapy for prevention of recurrent depression[J]. Am J Psychiatry, 2004, 161(10): 1872-1876.

[16] STANGIER U, HILLING C, HEIDENREICH T, et al. Maintenance cognitive-behavioral therapy and manualized psychoeducation in the treatment of recurrent depression: a multicenter prospective randomized controlled trial[J]. Am J Psychiatry, 2013, 170(6): 624-632.

[17] KENNARD B D, EMSLIE G J, MAYES T L, et al. Sequential treatment with fluoxetine and relapse-prevention CBT to improve outcomes in pediatric depression[J]. Am J Psychiatry, 2014, 171(10): 1083-1090.

[18] FAVA G A, RAFANELLI C, TOMBA E, et al. The sequential combination of cognitive behavioral treatment and well-being therapy in cyclothymic disorder[J]. Psychother Psychosom, 2011, 80(3): 136-143.

[19] RAFANELLI C, GOSTOLI S, BUZZICHELLI S, et al. Sequential combination of cognitive-behavioral treatment and well-being therapy in depressed patients with acute coronary syndromes: a randomized controlled trial(TREATED-ACS Study)[J]. Psychother Psychosom, 2020, 89(6): 345-356.

[20] FAVA G A, RUINI C, RAFANELLI C, et al. Well-being therapy of generalized anxiety disorder[J]. Psychother Psychosom, 2005, 74(1): 26-30.

[21] ZABEGALOV K N, KOLESNIKOVA T O, KHATSKO S L, et al. Understanding antidepressant discontinuation syndrome(ADS)through preclinical experimental models[J]. Eur J Pharmacol, 2018(829): 129-140.

第 12 章 预防抗抑郁药的依赖和撤药症状

预防抗抑郁药依赖和撤药症状主要取决于合理用药。抗抑郁药是拯救生命的药物,但只须针对最严重、最顽固的抑郁症病例使用,且将使用时间限制在尽可能短的范围内,此外,应减少其在焦虑障碍患者中的应用,除非存在重度抑郁障碍或其他治疗无效。强调心理治疗方法对于缓解具有持久影响的症状的重要性。

关键词: 抗抑郁药物;医源性影响;处方模式;心理治疗;序贯模型

自 SSRI 和 SNRI 推出以来,抗抑郁药物的处方量逐年大幅增加。据统计,超过 10% 的英国成年人正在服用抗抑郁药物治疗抑郁/焦虑/痛苦,中位治疗时间超过 2 年[1]。预计新冠病毒感染大流行后,这一比例可能以更快的速度增加,尽管该比例仍有待核实。在前面的章节中,我试图根据现有的文献和我的临床经验总结可以做些什么来帮助那些希望/需要/被建议停止服用抗抑郁药物的患者。对抗抑郁药物的依赖和无法停用抗抑郁药是一种重大的、无声的健康问题,各国的卫生服务机构和研究机构都没有给予适当的关注。建立新的服务模式(见第 6 章相关内容),与逐渐减量和停用抗抑郁药物相关的临床现象应成为医学研究和心理健康领域的首要任务。

患者在停用抗抑郁药物时遇到的问题和困难,以及对其长期并发症的深入认识,提醒我们需要预防依赖的发生,以及随之而来的撤药症状。预防措施包括减少抗抑郁药初始处方、可能触发连带医源性的临床决策以及减少这些药物的长期使用策略。

减少初始处方

Bernard J Carroll 在近 40 年前就对抗抑郁药物的不当使用发出警告[2]："我们强烈怀疑,许多仅仅是不开心或情绪低落的患者服用了这些药物,其副作用导致的发病风险、过量用药导致的死亡风险、经济上的浪费以及不合理且无效的临床管理等后果是可以预见的。"越来越多的研究证实,对于那些仅仅经历了一些压力环境或有一些轻微症状但未达到诊断标准的患者来说,抗抑郁药物的使用是不恰当的[1]。我们似乎忘记了抗抑郁药的主要适应证是治疗重度抑郁障碍,在这种情况下,抗抑郁药可能是挽救生命的药物。抗抑郁药的总体疗效因选择性报道阳性试验而被夸大[3]。对于症状轻微或轻度抑郁症,抗抑郁药物的疗效不可能优于安慰剂[4,5]。与非焦虑性抑郁症相比,焦虑性抑郁症对抗抑郁药物的反应更小[6]。如果患者有严重抑郁,毫无疑问,药物治疗可能会带来很大的益处,当然,不同患者的反应可能会有所不同。然而,如果患者只出现轻度或中度症状,则药物治疗的效果可能微乎其微或根本无效[4,5]。特别是在初级保健机构和综合医院中,有相当一部分患者,即使最初满足重度抑郁发作的诊断标准,也会在几周后或出院后不经治疗而有所好转[1,7]。除非抑郁症病情严重并伴有自杀倾向,否则合理的策略是推迟开具抗抑郁药,并在两周后再次就诊复查[8]。忽视与耐受性相关的临床现象可能会促使临床医生使用安慰剂试验,但这一立场并不能反映出该领域关于安慰剂有效性的证据,即抑郁症状在服用非特定成分后缓解的可能性[9]。

Kendrick[1]建议,对于没有达到重度抑郁障碍诊断标准的患者,在初诊时最好避免使用抗抑郁药物,只有在阈下症状(subthreshold symptom)对社会心理干预没有反应,或鉴于以前的抑郁发作及其前驱症状,患者有发展为更严重抑郁的风险,或患者反复出现心境障碍时,才有理由使用药物。如果抗抑郁药物的处方仅限于这些特殊情况和重度或持续性抑郁障碍的明确病例,我们肯定会看到抗抑郁药物的使用出现明显的减少。

另一个应该谨慎使用抗抑郁药物的领域是焦虑障碍。在过去的十年中,人们观察到在焦虑障碍、强迫障碍和创伤后应激障碍中,处方模式逐渐从苯二氮䓬类药物(BZ)转向第二代抗抑郁药物[10]。在一项系统评价中[11],没有一致的证据支持抗抑郁药治疗焦虑障碍优于 BZ。事实上,

BZ 比抗抑郁药物更少出现撤药反应和不良事件[11]。在伴有和不伴有广场恐怖症的惊恐障碍中,BZ 在减少惊恐发作次数方面比抗抑郁药更有效[11]。如果比较 SSRI 和 BZ 在惊恐障碍中的副作用,正如最近一项系统综述得出的结论[12],显然 BZ 更有利。

这种转变是有商业原因的。苯二氮䓬类药物的广泛使用和其有限的成本,是引入新的抗抑郁药物治疗焦虑症的主要障碍。一场商战由此开始:尽管这类药物有临床价值,但 BZ 的依赖性潜力被夸大,处方受到各种可能的阻碍[13]。医生由此了解到 BZ 是有害的,可能会导致依赖性,而抗抑郁药则没有这种作用。然而,在推出一定时间后,大多数新型抗抑郁药物出现了更明显的问题(见第 2 章和第 3 章相关内容)。似乎这两种药物都可能出现撤药反应和撤药后综合征,尽管减量缓慢。然而,即使长期使用 BZ 治疗也可能出现临床效果的丧失和矛盾效应,但抗抑郁药物所描述的其他易感性(药物抵抗、转为躁狂或轻度躁狂、难治性)不太可能出现在 BZ 治疗中[14]。

当重度抑郁发作伴有焦虑症状时,使用抗抑郁药物可能是合理的。在所有其他情况下,应慎重考虑是否使用抗抑郁药物治疗,并应仅限于心理治疗策略不可用或无效,或 BZ 未能充分缓解症状的病例。还应记住:BZ 对焦虑症和轻度抑郁症有效[15]。

各类 BZ 的副作用可能有所不同。短至中半衰期药物比长半衰期药物的焦虑反弹情况、撤药综合征和依赖性更严重[13]。基于相对脂溶性、结合亲和力和半衰期的综合考虑,BZ 之间存在较大的临床差异[13]。如阿普唑仑和三唑仑具有非常高的脂溶性,具有更高的依赖性,并与认知障碍和顺行性遗忘效应相关[13,16]。相反,对 BZ 受体亲和力和脂溶性低的 BZ,如氯硝西泮,似乎依赖性和遗忘的可能性较低[13,16]。这些特征与传统的 β 半衰期(由于消除或共轭作用而在血液中下降的速率)截然不同[17]。

然而,无论使用哪种药物类型治疗,药物治疗都不能成为焦虑障碍、强迫障碍和创伤后应激障碍的一线治疗方法,因为心理治疗方法有效(特别是认知行为疗法)[18]且效应持久,如第 10 章所述。使用抗抑郁药物,而不是 BZ,可能确实会导致焦虑障碍产生长期灾难性后果,特别是在儿童和青少年中。我们只需想想这样一种行为毒性(行为激越并转为双相情感障碍),如应用抗抑郁药治疗焦虑障碍时,儿童的这种行为毒性发生率明显高于成年人[19],这可能只是与对立耐受模型相关现象的冰山一角(见第 3 章和第 4 章)。我们还应关注那些开始服用抗抑郁药物治疗焦虑障碍的年轻患者,他们在不接受任何形式心理治疗的情况下无限期地延长治疗,其焦虑障碍会有怎样的长期后果? 是否会产生耐受性并导致病情恶化和难治?

最后,越来越多的证据表明,有必要避免或限制使用抗抑郁药物治疗双相障碍[8]。然而不幸的是,似乎很难在初级护理环境中识别这些情绪障碍,因为这需要专家访谈。

将医源性观点纳入临床决策

临床决策涉及将知识应用于个体患者,需要考虑将其置于治疗的潜在益处、对治疗方案反应的可能性以及易受不良反应影响的框架内[8,20]。然而,如果其中一个角度(易受不良反应影响)被最小化,甚至被否认,那么接下来的平衡就会受到影响。我们可能会相信抗抑郁药物试验总是值得一试:我们有什么损失呢? 正如第 2 章所阐述的,撤药反应被重新命名为停药综合征,似乎其不同于已知的其他精神药物,如 BZ。医生和患者都被告知,只有突然停用抗抑郁药物才会出现这种问题,如果出现症状,必须将其视为复发的迹象,并立即重新用药[21]。循证医学(EBM)的发展,通过既定的 Meta 分析强调药物的益处和责任,为最大限度地减少医源性影响提供了理想的基础[22]。因此,开具处方的医生在指导方针的驱使下,高估了潜在的益处,很少关注反应的可能性,忽视了治疗不良反应的潜在脆弱性[22],这适用于抗抑郁药,也适用于其他药物,如抗炎药和他汀类药物[23]。

医源性视角对纠正平衡的重要性可以从难治性抑郁的临床情况中得以说明。药物难治性抑郁症的定义通常是基于对抗抑郁药物试验无效,或更严格的定义是经过至少两个疗程的充分治疗仍然不能达到临床有效标准[24]。充分的药物治疗通常定义为在双盲研究中连续服用显著优于安慰剂的抗抑郁药物,且连续服用至少 6 周[24]。然而,由于抗抑郁药物缺乏疗效,目前抗抑郁药物难治的概念只关注患者的特征(无论是神经生物学基础、症状或精神共病),而忽略了治疗的潜在医源性影响[25]。如同在传染病领域,治疗耐药性的概念与以往抗生素的使用无关一样。

因此,"药物难治"这一不明确的概念是建立在一种未经验证的假设基础上,即治疗一开始就是正确的,而对药物治疗无效则是由患者的特点造成的。将超出反应限度的情况称为药物难治性是值得商榷的。例如，与非焦虑性抑郁症相比，焦虑性抑郁症对抗抑郁药物的反应更弱[6]。在以轻度焦虑和抑郁为特征的样本中，可以将仅仅是疗效有限的治疗结果转变为药物难治性领域。新型抗抑郁药物的有限疗效也有类似的考虑因素[26]。因此，尽管抗抑郁治疗缺乏长期效果，但因药物难治性需要换药和增强治疗[27,28]。事实上，这种药理操作可能会触发"级联医源性过程"，而不是重新考虑治疗选择的过程[25]。

对重新用药的抵抗、临床效果丧失、矛盾效应、撤药和撤药后综合征往往会同时出现，并可能具有共同的机制，被归纳为耐受性的对立模型（见第4章），在临床过程中很少考虑这些现象。前文已经提到，治疗结果是几类变量相互作用的累积结果，这些变量可能是治疗性的，也可能是反治疗性的（图5-1）。在某些患者身上，这些变量的互相作用组合可能导致临床症状改善；而对某些患者可能不会产生任何效果；此外，也可能导致病情恶化。当治疗失败时，寻找反治疗成分是一个重要但被忽视的问题。疾病行为，包括经验、认知和行为方面，是治疗结果差异的另一个重要来源[29]。例如，在精神病学实践中，可以观察到某些类型的患者似乎会抵消药物的效果，无论这是由于心理反应（一种导致个体害怕失去控制的动力），内部和外部健康控制信念之间的平衡，还是疾病行为[25,30]。这种临床现象很容易在人格障碍的情况下出现[31]。然而，这些现象并不总是会发生在每个具有相关特征的患者身上，而是取决于患者和医生之间的互动。反治疗因素的其他来源还包括认知模式失调：前瞻性研究表明，认知模式的更多负面偏见与更糟糕的临床病程和更严重的症状有关[32]。相反，心理健康未受影响的方面可能预示着更有利的临床过程[32]。抑郁症患者的疾病行为特征[33]以及积极和消极模式对治疗的反应[32]存在很大差异。疾病行为和功能失调的认知模式都可能会对抗药物治疗[34]，正如以下患者的回顾性案例所示。

当我第一次见到医生您的时候，我已经咨询过无数的专家，他们都给我贴上了药物难治的绝望标签。我有一种感觉，没有人真正理解我内心的痛苦，只是简单地用一些不同的药物来打发我。我最终说服自己我已经绝望了，但内心的愤怒让我不断做出反应并寻求帮助。我现在意识到，我当时的态度可能会抵消任何治疗。

考虑到药物难治性抑郁，医源性因素通常会被忽视，而这种忽视可能会导致在悲剧性的连锁反应中使用越来越多的药物。

缩短治疗时间

使用常规可用数据的研究表明,近年来抗抑郁药物使用量大幅度增加的主要原因是治疗时间的延长[1]。初级保健医生缺乏对治疗时间的正确指导,缺乏对治疗需求的验证,以及专家随访(药物检查)的时间限制是三个常见的原因[1],这增加了患者在试图自行停用抗抑郁药物时遇到困难且指导不足的问题(见第 2 章)。事实上,在初级保健中通过逐步减量指导停用抗抑郁药物的成功率不足 10%[35]。

从抑郁发作中恢复所需的时间在个体间存在很大差异。大多数患者需要至少 6 个月的药物治疗才能达到令人满意的缓解水平[36]。如果采用药物治疗和心理治疗的序贯组合,可以缩短到 3 个月后逐渐减药[37,38]。正如前几章所讨论的,序贯设计是一种两阶段的强化方法,即采用一种治疗(心理疗法)来改善另一种治疗(药物疗法)无法缓解的症状。这种方法旨在使用心理治疗策略,通过解决残留症状并对患者的健康做出具体和实质性的贡献,从而最有可能实现更普遍的康复[37,38]。

序贯治疗有两种基本模式,一种是继续药物治疗,另一种是逐渐减量并停止药物治疗。由于两种方法的复发率没有显著差异[37,38],因此我们可以得出这样的结论:对于许多(但不是全部)患者来说,维持药物治疗是一种多余的治疗手段。此外,文献表明,与初级保健不同[35],停用抗抑郁药物似乎是可行的[37,38],成功率可能达到 95%。事实上,在第 8~11 章中概述的序贯方法就是基于这些证据。

然而,鉴于以下问题,对现有文献的解释应谨慎。首先,这些数据仅反映了一种普遍趋势,许多患者在不服用抗抑郁药物的情况下根本无法坚持下去[35]。其次,其中一些研究是基于对初始治疗有反应的患者,这可能低估了高风险患者可能提前退出治疗的事实。再次,采用序贯设计的研究以预防复发为目的[39],并没有专门针对希望停药的患者群体。最后,将序贯模型的随机对照试验结果应用于实践的一个限制性步骤是,序贯模式并不仅仅是药物治疗和心理治疗的自动顺序化治疗,它还需要很多临床专家发挥作用[40],详见框 12-1,而这些特征可能并不容易获得。前文已概述了其中的大部分特点,其中一个特点值得在此详细说明(个性化焦点)。治疗目标不是预先确定的,而是取决于患者对第一个疗程的反应,如:残留症状[41]、职业残疾[42]、社会功能[43]和生活方式[44]。这些策略,无论是心理治疗还是药物治疗,都可以根据治疗目标来选择,而不是预先确定的方案。

框 12-1　序贯模型在复发性抑郁患者中最佳应用的具体临床特征

- 经过足够时间的抗抑郁药物治疗(2~3 个月)后,采用包括疾病分期和宏观分析在内的临床测量方法,对患者进行仔细评估。
- 使用个体或团体心理治疗策略,这些策略不同于标准的认知行为措施,而是针对残余症状和/或生活方式改变和/或幸福感疗法。
- 关注个体化特征。
- 在二线治疗完成后以及之后的时间点对患者进行仔细的重新评估,采用临床测量方法以区分复发和撤药症状。
- 多学科治疗团队。

在一项为期 12 年的前瞻性自然随访研究中发现:第一次重度抑郁发作后的不完全恢复可以预测慢性病程[45],因此,当患者首次出现严重抑郁时,序贯方法可能特别适用。

关于错误教育和反主流文化的需要

我们已经看到,如果试图在抗抑郁药物的潜在益处与其反应性和不良事件的可能性间取得平衡,那么抗抑郁药物的合理使用就在于只针对最严重和最顽固的抑郁症病例,将其使用时间限制在尽可能短的范围内,并减少在焦虑障碍患者中的使用(除非存在重度抑郁障碍或其他治疗无效)[8]。心理治疗方法对于解决具有持久影响的残留症状的重要性也得到了强调。然而,这些迹象与医生或其他医务工作者可能得到的信息类型背道而驰[46]。

我们还发现,通过减少和缩短抗抑郁药物的使用时间来管理抗抑郁药物的停用和防止出现依赖性,需要一种不同于标准、主流趋势和倾向的精神病学治疗方法。这要求我们在思考、评估和治疗情感障碍和焦虑障碍的方式上进行一场变革。

（王红星　王晃）

参考文献

[1] KENDRICK T. Strategies to reduce use of antidepressants [J]. Br J Clin Pharmacol, 2021, 87 (1): 23-33.

[2] CARROLL B J. Neurobiologic dimensions of depression and mania [M]// ANGST J. The origins of depression: current concepts and approaches. Berlin: Springer-Verlag, 1983.

[3] TURNER E H, MATTHEWS A M, LINARDATOS E, et al. Selective publication of antidepressant trials and its influence on apparent efficacy [J]. N Engl J Med, 2008, 358 (3): 252-260.

[4] PAYKEL E S, HOLLYMAN J A, FREELING P, et al. Predictors of therapeutic benefit from amitriptyline in mild depression: a general practice placebo-controlled trial [J]. J Affect Disord, 1988, 14 (1): 83-95.

[5] BRAILLON A, LEXCHIN J, NOBLE J H, et al. Challenging the promotion of antidepressants for nonsevere depression [J]. Acta Psychiatr Scand, 2019, 139 (3): 294-295.

[6] FAVA M, RUSH A J, ALPERT J E, et al. Difference in treatment outcome in outpatients with anxious versus nonanxious depression: a STAR*D report [J]. Am J Psychiatry, 2008, 165 (3): 342-351.

[7] FAVA G A, SONINO N. Depression associated with medical illness [J]. CNS Drugs, 1996 (5): 175-189.

[8] FAVA G A. Rational use of antidepressant drugs [J]. Psychother Psychosom, 2014, 83 (4): 197-204.

[9] RUTHERFORD B R, ROOSE S P. A model of placebo response in antidepressant clinical trials [J]. Am J Psychiatry, 2013, 170 (7): 723-733.

[10] BALDWIN D S, ALLGULANDER C, BANDELOW B, et al. An international survey of reported prescribing practice in the treatment of patients with generalised anxiety disorder [J]. World J Biol Psychiatry, 2012, 13 (7): 510-516.

[11] OFFIDANI E, GUIDI J, TOMBA E, et al. Efficacy and tolerability of benzodiazepines versus antidepressants in anxiety disorders: a systematic review and meta-analysis [J]. Psychother Psychosom, 2013, 82 (6): 355-362.

[12] QUAGLIATO L A, COSCI F, SHADER R I, et al. Selective serotonin reuptake inhibitors and benzodiazepines in panic disorder: a meta-analysis of common side effects in acute treatment [J]. J Psychopharmacol, 2019, 33 (11): 1340-1351.

［13］CHOUINARD G. Issues in the clinical use of benzodiazepines: potency, withdrawal, and rebound［J］. J Clin Psychiatry, 2004（65）: 7-12.

［14］COSCI F, CHOUINARD G. Acute and persistent withdrawal syndromes following discontinuation of psychotropic medications［J］. Psychother Psychosom, 2020, 89（5）: 283-306.

［15］BENASI G, GUIDI J, OFFIDANI E, et al. Benzodiazepines as a monotherapy in depressive disorders: a systematic review［J］. Psychother Psychosom, 2018, 87（2）: 65-74.

［16］CLOOS J M, BOCQUET V, ROLLAND-PORTAL I, et al. Hypnotics and triazolobenzodiazepines-best predictors of high-dose benzodiazepine use: results from the luxembourg national health insurance registry［J］. Psychother Psychosom, 2015, 84（5）: 273-283.

［17］TEBOUL E, CHOUINARD G. A guide to benzodiazepine selection. Part I: pharmacological aspects［J］. Can J Psychiatry, 1990, 35（8）: 700-710.

［18］CLARK D A, BECK A T. Cognitive therapy of anxiety disorders［M］. New York: Guilford, 2010.

［19］OFFIDANI E, FAVA G A, TOMBA E, et al. Excessive mood elevation and behavioral activation with antidepressant treatment of juvenile depressive and anxiety disorders: a systematic review［J］. Psychother Psychosom, 2013, 82（3）: 132-141.

［20］RICHARDSON W S, DOSTER L M. Comorbidity and multimorbidity need to be placed in the context of a framework of risk, responsiveness, and vulnerability［J］. J Clin Epidemiol, 2014, 67（3）: 244-246.

［21］FAVA G A, BELAISE C. Discontinuing antidepressant drugs: lesson from a failed trial and extensive clinical experience［J］. Psychother Psychosom, 2018, 87（5）: 257-267.

［22］FAVA G A. Evidence-based medicine was bound to fail［J］. J Clin Epidemiol, 2017（84）: 3-7.

［23］ABRAMSON J. Overdosed america［M］. New York: Harper-Collins Publishers, 2005.

［24］FAVA M. Diagnosis and definition of treatment-resistant depression［J］. Biol Psychiatry, 2003, 53（8）: 649-659.

［25］FAVA G A, COSCI F, GUIDI J, et al. The deceptive manifestations of treatment resistance in depression［J］. Psychother Psychosom, 2020, 89（5）: 265-273.

［26］DUBOVSKY S L. What is new about new antidepressants?［J］. Psychother Psychosom, 2018, 87（3）: 129-139.

［27］DOLD M, BARTOVA L, RUPPRECHT R, et al. Dose escalation of antidepressants in unipolar depression: a meta-analysis of double-blind, randomized controlled trials［J］.

Psychother Psychosom, 2017, 86（5）: 283-291.

[28] BSCHOR T, KERN H, HENSSLER J, et al. Switching the antidepressant after nonresponse in adults with major depression: a systematic literature search and meta-analysis[J]. J Clin Psychiatry, 2018, 79（1）: 16r10749.

[29] COSCI F, FAVA G A. The clinical inadequacy of the DSM-5 classification of somatic symptom and related disorders: an alternative trans-diagnostic model[J]. CNS Spectrums, 2016, 21（4）: 310-317.

[30] DE LAS C C, DE LEON J. Reviving research on medication attitudes for improving pharmacotherapy: focusing on adherence[J]. Psychother Psychosom, 2017, 86（2）: 73-79.

[31] DI MASCIO A. Personality and variability of response to psychotropic drugs: relationship to "paradoxical" effect[M]// RICKELS K. Non-specific factors in drug therapy. Springfield: Charles C. Thomas, 1968.

[32] GUIDI J, FAVA G A. The emerging role of euthymia in psychotherapy research and practice[J]. Clin Psychol Rev, 2020（82）: 101941.

[33] GUIDI J, FAVA G A, PICARDI A, et al. Subtyping depression in the medically ill by cluster analysis[J]. J Affect Disord, 2011, 132（3）: 383-388.

[34] FAVA G A, GUIDI J, RAFANELLI C, et al. The clinical inadequacy of the placebo model and the development of an alternative conceptual framework[J]. Psychother Psychosom, 2017, 86（6）: 332-340.

[35] MAUND E, STUART B, MOORE M, et al. Managing antidepressant discontinuation: a systematic review[J]. Ann Fam Med, 2019, 17（1）: 52-60.

[36] KELLER M B, LAVORI P W, MUELLER T I, et al. Time to recovery, chronicity, and levels of psychopathology in major depression [J]. Arch Gen Psychiatry, 1992, 49 （10）: 809-816.

[37] GUIDI J, TOMBA E, FAVA G A. The sequential integration of pharmacotherapy and psychotherapy in the treatment of major depressive disorder: a meta-analysis of the sequential model and a critical review of the literature[J]. Am J Psychiatry, 2016, 173（2）: 128-137.

[38] GUIDI J, FAVA G A. Sequential combination of pharmacotherapy and psychotherapy in major depressive disorder: a systematic review and meta-analysis[J]. JAMA Psychiatry, 2021, 78（3）: 261-269.

[39] COSCI F, MANSUETO G, FAVA G A. Relapse prevention in recurrent major depressive disorder. A comparison of different treatment options based on clinical experience and a critical review of the literature[J]. Int J Psychiatry Clin Pract, 2020, 24（4）: 341-348.

[40] FAVA G A, TOMBA E. New modalities of assessment and treatment planning in

depression: the sequential approach [J]. CNS Drugs, 2010, 24 (6): 453-465.

[41] MENZA M, MARIN H, OPPER R S. Residual symptoms in depression: can treatment be symptom-specific? [J]. J Clin Psychiatry, 2003, 64 (5): 516-523.

[42] BILSKER D, WISEMAN S, GILBERT M. Managing depression-related occupational disability: a pragmatic approach [J]. Can J Psychiatry, 2006, 51 (2): 76-83.

[43] KENNEDY N, FOY K, SHERAZI R, et al. Long-term social functioning after depression treated by psychiatrists: a review [J]. Bipolar Disord, 2007, 9 (1/2): 25-37.

[44] CHUANG H T, MANSELL C, PATTEN S B. Lifestyle characteristics of psychiatric outpatients [J]. Can J Psychiatry, 2008, 53 (4): 260-266.

[45] JUDD L L, PAULUS M J, SCHETTLER P J, et al. Does incomplete recovery from first lifetime major depressive episode herald a chronic course of illness? [J]. Am J Psychiatry, 2000, 157 (9): 1501-1504.

[46] FAVA G A. The hidden costs of financial conflicts of interest in medicine [J]. Psychother Psychosom, 2016, 85 (2): 65-70.

第 13 章　可能会有不同模式的精神病学

> 精神疾病的概念与健康范围的变化以及生物和心理社会因素的复杂相互作用不一致。药物还原论会导致过度治疗或治疗不当,也无法解决临床情况的复杂性,比如与停用抗抑郁药物相关的问题。本章概述了一种不同的精神病学治疗方法。
>
> **关键词**:抗抑郁药物;医源病;医学证据;精准医疗;精神病学

作为一名临床医生,将科学方法应用于对个体患者的照料既是一项挑战,同时也是其魅力所在[1]。知识的增加将为患者带来显著的获益,也在某种意义上促进医生技能的持续发展。可能没有其他专业人士会像临床医生一样,对文献抱有同样的兴趣和期望。不从事临床照护的研究者主要关注其特定的研究领域,而使得这一领域越来越狭窄。而临床医生则不然,其必须面对高度异质且复杂的临床情况。然而,无论医生的专业是什么,这条路似乎越来越难走[2]。临床医生在浏览期刊论文时可能很难找到任何与他们临床实践相关的文章,这是一个严重的问题,也是令人沮丧的根源。"我们是不是年纪大了,不再有足够的时间和耐心来跟上文献的步伐""研究是不是变得太复杂了[2]"这些都是临床医生为自己逐渐脱离研究而寻找的合理解释。有时,伴随这些问题而来的是个人对职业的停滞感和倦怠感,这使得在人际关系日渐疏离的医疗系统中,临床工作变得越来越难以忍受[2]。

这些感觉涉及医学的所有领域,但在精神病学中尤其明显。近二十年来,越来越多来自全国各地的精神科医生向我咨询诸如情绪低落、精力枯竭和失眠等个人问题。一个共同的主题是相信精神病学的临床问题可能最终通过神经科学的进步得到解决,特别是精神药理学。然而,神经科学所承诺的治疗方法和见解并没有实现。事实上,这个职业似乎越来越困难,越来越具有挑战性。这是因为更苛刻的环境条件要求还是其他原因？ Alvan Feinstein[3]再次预见到了这种危机，并将其归因于临床医学作为基本科学挑战的根源的衰落："临床科学脱离了其临床起源，并转向基础的生物医学科学，其目标往往不再针对疾病的机制，研究人员往往没有受过临床训练或承担临床责任，其研究结果也往往与临床现象没有明显关系。"精神病学的后果可能比任何其他医学学科都更严重，并引发了一场重大危机，这就是我将要讨论的问题。不过，这种危机可能会被克服，并可能导致该学科及其方法的重新定义。

精神病学作为医学学科的危机

Heinz Katschnig 发表在顶尖的精神病学杂志[4]上的一篇论文，质疑精神科医生是否属于濒危物种：分类系统的有效性越来越受到质疑；对治疗干预结果的信心正在减弱；精神病学在医学和社会中地位较低，其竞争力越来越受到其他职业的威胁；精神病学相关工作的招聘人数正在下降。我把这种衰落的主要原因归结为知识危机[2]，涉及下列几个趋势。

（一）失去了作为科学研究来源的临床实践

目前的临床研究越来越脱离临床需求的挑战。神经科学已经将其概念框架引入到精神病学中，而不仅仅是作为解决临床实践中提出问题的研究工具。在前面的章节中已经给出了几个常见的和令人烦恼的问题，比如撤药反应和临床疗效丧失，这些问题尚未得到足够的研究关注。在精神障碍的生物标记和临床状态之间显然缺乏联系[5]。

（二）生物还原论

人们倾向于将复杂的临床现象最终归因于单一的主要病因（如遗传），而不是使用多因素参考框架[6]。生物还原论导致了一种理想主义的方法，这与临床实践所需的解释多元论相去甚远[7]。这既适用于临床试验的方法，也适用于临床医生的方法。如果医生忽视了非药物贡献的重要性，并且不愿意花时间与患者一起来提高这种贡献，那么孤立的、灵丹妙药式干预措施（无论是药物治疗还是心理治疗）的局限性就可能出现[8]。循证医学（EBM）的发展决定了还原论的重要驱动力，其可能集中于单一因素，而未能对临床变量和单一治疗成分的增量价值给予适当的权重[9]。

（三）诊断标准的局限性

精神病综合征诊断标准的引入大大减少了由于不同的评估者和使用推断标准而不是直接观察造成的差异。然而，人们越来越认识到当前诊断系统的局限性[10,11]。很少有共病诊断进行分层组织，或关注精神疾病的纵向发展（如疾病分期）[10]。完全依赖诊断标准使临床过程变得贫乏，并且不能反映出精神病学实际决策中的复杂思维[10]。最初横断面检查的焦点非常狭窄，似乎会根据算法或指南产生许多"自动"执行的决策，几乎没有机会修改初始判断。

（四）研究与临床需求的分离

大量研究基金无法解决基本的临床问题，并排除了大多数随机对照试验，这些试验通常是由行业进行并为行业的利益而进行。这种现象在美国尤为明显，因为美国强调生物标记[12]，摒弃了精神病理学（精神病学中对症状和体征的分析）和临床判断，认为这些是非科学和过时的方法。寻找治疗前的生物预测因子来寻找整个疾病过程的临床解决方案显而易见是徒劳的，因为神经生物学产物在整个疾病过程中都会发生变化，而康复是一条单行道，不会回到治疗前。

（五）精神专科干预和非专科干预

精神病学研究的知识危机[2,4]对临床实践产生了重大影响。许多研究表明，在初级保健机构中，精神卫生专家未能改善抑郁症的治疗效果。Simon 等[13]比较了接受精神科医生或初级保健医生开具的抗抑郁药处方的抑郁症患者 6 个月的疗效。两组患者在症状严重程度和功能的所有指标的改善率相似。通过初级保健医生和精神科医生的合作[14]、临床实践指南的实施[15]和随机分配到复发预防计划或常规初级保健服务[16]，也获得了类似的结果。研究结果表明，普通抑郁症患者接受精神科专家治疗后，其康复和保持良好状态的机会并不比就诊于初级保健医生高。这与非精神科医生的期望形成了鲜明的对比，也是将精神科医生排除在抑郁和焦虑障碍初级保健方法之外的解释之一[17]。同样不足为奇的是，主流精神病学对撤药综合征（基本上是重新使用同一种或类似的其他抗抑郁药）的治疗指征明显不足（见第 8 章），精神科医生在国家医疗服务中被排除在外或扮演非常边缘的角色[18]。

（六）制药行业的影响力与日俱增

与其他医学专业一样，精神病学也受到利益冲突的影响[2]。企业行为影响了指南的制定，对新药物产生了不当期望，并为执业精神科医生提供了误导性的指引。医源性影响一直未被临床关注，例如在停止使用抗抑郁药物后出现的撤药综合征。

然而，本书中描述的方法不同于评估和治疗抑郁以及其他精神障碍的传统方法。本书建议的评估、管理和预防策略遵循另一种精神病学，值得研究。

临床"革命"指南：更新精神病学实践基础的关键问题

（一）拓宽评估目标

根据诊断标准形成诊断是充分评估的必要步骤，但还不够[10]。通过使用临床测量学，可将评估的目标扩展到诸如患者的环境和疾病行为等问题（见第 7 章）。此外，还可以根据分期方法考虑疾病和共病的纵向发展[10]。

（二）考虑医源性

医源性观点，即患者接受或正在接受的治疗（无论是药物治疗还是心理治疗）可能在部分症状中发挥致病作用，作为一种危险的反精神病学因素，已被临床思维所禁止，但随着精神药物和 / 或心理治疗的使用越来越多，这种观点是必不可少的[19]。传统的治疗和用药史应包括停药、停药症状和其他形式的行为毒性的随访（详见第 3 章）。探索持续性撤药后障碍的假设可能会对各种临床表现有所启发[19]。目前，临床医生大多无法从医源性角度提出初步假说，并通过进一步评估加以验证[19]。

（三）多种形式的共病和宏观分析的统一框架

将共病的概念局限于其他精神疾病的同时发生是当前方法的一个重大缺点，这与其他医学专业不同[10]。从社会心理环境到医源性共病，有许多问题都导致精神障碍的持续存在。有些因素对大多数患者可能具有治疗作用，但对另一些患者则可能具有反治疗作用（见第 12 章）。宏观分析提供了一个操作框架，在这个框架中可以确定优先次序和关系（见第 7 章）。

（四）重复评估

重复评估是序贯模型的支柱[20]。如果执行得当（不仅是医学检查），不仅可以监测患者的病情进展，还可揭示被疾病的急性表现所掩盖的精神病理因素。此外，对于日益复杂的病例，一次初始评估可能不足以做出令人满意的评估和治疗计划。第二次评估（2~3 周后）可能会揭示有关疾病病程的重要信息，有机会获得患者忘记报告的重要数据和 / 或让其他人参与，并利用患者日记作为临床信息的额外来源[21]。

（五）诊断作为中转站

Tinetti 和 Fried[22]认为，现在已到了放弃将疾病作为医疗焦点的时候了，类似的考虑也适用于精神疾病。如今，健康状况的变化（如多种合并症、慢性病程）表明，以诊断和治疗每种疾病为中心的医疗服务是不够的[22]。所有患者的临床决策应着眼于实现个体目标、识别和治疗所有可改变的和非生物因素，而不是仅仅关注诊断和治疗个别疾病[22]。精神疾病也有类似的考虑[10]。因此，疾病的识别采取了"中转站"的形式[23]，只要治疗目标得以实现，就可以对其进行纵向验证和修改。DSM 诊断只是诊断过程的开始，是评估过程中必要但不充分的步骤。

（六）个体化的治疗重点

美国精神病学协会重度抑郁障碍患者治疗指南[24]指出："关于特定的临床程序或治疗计划的最终建议，必须由精神科医生根据临床数据、精神评估以及现有的诊断和治疗方法来制定。这些建议应纳入患者的个人和社会文化偏好和价值观，以加强联合治疗、治疗依从性和治疗结果。"

然而，如何将其落实到实际行动中却没有明确的规定，对疾病的识别自动转化为一种治疗方案的选择[10]。有关将知识应用于患者个体的临床决策需要通过临床判断进行过滤，并置于潜在益处、对治疗方案反应的可能性以及对易受治疗不良影响的框架中[25]。鉴于人们对抗抑郁药物治疗相关不良反应的认识日益加深，后一点尤为重要（见第 2~4 章）。在序贯模型中，治疗目标不能预先确定，而是取决于患者对第一个疗程的反应。事实上，认为一个疗程（无论是什么疗程）就足以使大多数患者的病情得到持久缓解，是一厢情愿的想法[10]。

（七）治疗干预的目标

精神病学范式仍然坚信精神药物或心理疗法可以"治愈"疾病,而实际上这些治疗方法只解决了疾病的某些方面[10]。Moncrieff 和 Cohen[26] 提倡建立一种理解精神药物作用的模型,更加重视主观体验,开发针对特定行为而非疾病的结果测量方法,克服治疗效果和副作用间的区别,并评估患者在不同情况下对不同类型药物的偏好。同样,Isaac Marks[27]强调了心理治疗应该如何以可靠和持久改善问题为目标,并指出了解心理治疗为什么只能帮助某些患者而不能帮助其他有相同问题的患者的重要性。追求"幸福感"作为治疗目标已也不容忽视[28],其应该被视为是一种跨诊断策略,并纳入个体化治疗计划中。心理治疗技术,如幸福感疗法,应遵循临床推理和病例制定,并通过宏观分析和疾病所处不同阶段加以促进。在序贯治疗计划中,应根据临床判断选择干预措施(无论是药物治疗还是心理治疗),同时考虑一些临床变量,如精神疾病发作的特征和严重程度、并发症状和问题(不一定是综合征)、医源性因素、共病、患者病史和患者偏好[28]。

（八）多学科治疗团队

在临床医学中,医学专业之间的传统界线主要以器官系统为基础(如心脏病学、胃肠病学),但在处理需要综合方法的症状和问题时,这种界限似乎越来越不合适[29],精神病学也不例外。第6章中描述了一个多学科治疗团队,其中包括一名精神科医生(在精神药理学和心理治疗方面有足够的背景)、一名内科医生和临床心理治疗师,他们可以在精神科医生进行初步评估后提供循证治疗。其强调联合评估、不同治疗方法组合的序贯治疗和团队成员的密切协调,这符合精神卫生保健服务的新兴趋势[30]。

所有这些特征强烈地反映了心身医学方法[29]和对临床判断作用重要性的重新评估[10]。在当今以循证医学为特征的环境下,一个普遍被忽视的问题是,当随机对照试验从农业研究的起源转向临床医学时,其目的并不是回答关于个体患者治疗的问题[31]。大多数医疗问题没有简单的"平均"解决方案,而应将现有证据置于个人、独特特征的背景下。因此,需要将来自循证医学的信息与基于医学的证据(MBE)相结合。每个医生都有其个人的临床经验库[32],正如本书所示,这些经验可以通过创建数据库来共享,在数据库中可以匹配当前的患者[33]。MBE 可以提供有关疾病的特征、预后和长期预后（如持续性撤药后障碍）的基本见解。我们迫切需要一种可能在文献中持续存在的研究类型：根据临床和神经生物学特征对精神病患者群体进行的自然状态研究。此外，序贯模型设计允许已经接受治疗的患者根据疾病发展阶段和个人病史随机分配治疗方案，而不是简单地进行疾病分类。因此，其在抑郁症研究中的实施可能有助于开发与患者群体日常实践相关的治疗策略[20]。

　　有些研究者可能会反驳说，本章和本书其余部分描述的方法是不现实的，需要突然改变当前的做法。然而，在日常工作中，精神科医生通过观察、描述和分类，检验解释性假设，并制定临床决策。在评估患者是否需要入院（或出院）、决定患者是否需要治疗（以及在何种情况下需要何种类型的治疗）以及计划随访或干预的时间安排时，精神科医生所使用的无非是精神病理学和临床判断[10]。以下案例说明了在公立医院和私立诊所的任何精神科医生都可以采用这种方法。

病例说明

　　Roberta，64岁已婚妇女，由初级保健医生介绍给我，说其患有"难治性抑郁症"，之前没有心境或焦虑障碍的病史。我尝试首先通过开放式的问题了解一些个人背景。Roberta和丈夫在面包房工作了一辈子，养育了两个孩子。几年前，她和丈夫得到了一个很好的机会，把面包店卖了，她的丈夫非常支持（虽然他喜欢这份工作，但工作很辛苦，每天早起准备和烤面包越来越累）。他们把面包店卖掉并退休了，还列了很多计划，包括花更多的时间陪伴孙辈。然而，Roberta感到越来越焦虑、紧张和烦躁。她开始难以入睡，后来出现早醒，无法再入睡；动力下降，越来越多的时间待在家里，避免任何社交和家庭接触，比如与孙辈接触。她去找初级保健医生就诊，医生诊断为抑郁状态，给她开了舍曲林（每天50mg）。由于一个月后效果甚微，医生将舍曲林增加到每天100mg。这一次，一个明显的反应随之而来：恶心和胃灼痛。她问医生"难道这一切不是药物引起的吗？我以前从来没有出现过。"医生安慰道："绝对不是，这些不是药物的副作用。"当医生告诉我这些时，我想："这是药物宣传的惊人效果，这些症状都是很常见的副作用。"医生补充说："压力是导致这一切的原因。无论如何，都应把抗抑郁药换成更强的药。"于是，其开了文拉法辛，一开始每天 75mg,后来增加到 150mg;还开了抗呕吐药物和质子泵抑制剂。然而 Roberta 恶心的症状持久存在。由于文拉法辛未能取得临床改善,医生将患者转介到我们这里进行"心理治疗"。我开始询问具体的症状,Roberta 确实患有重度抑郁障碍,伴有反刍思维和回避行为,接近广场恐怖症的阈值。她拒绝外出导致她和丈夫关系紧张。有一个非常重要的问题需要探讨,那就是患者如何度过他们的日子,以及他们的生活方式。她大部分时间都待在家里,怀念面包店和过去的美好时光。她还担心自己的胃病,担心会有不好的事情发生(我听说很多人退休后得了癌症)。

宏观分析采用图 13-1 所示的形式,说明了各种组成部分之间的联系以及如何在恶性循环中相互加强。首先,我告诉她恶心和胃灼烧可能与药物有关(她很生气:为什么她的医生否认?),"这不是你的医生的错"我试图解释,"许多副作用制药行业并未公布"(我不想破坏他们的关系)。

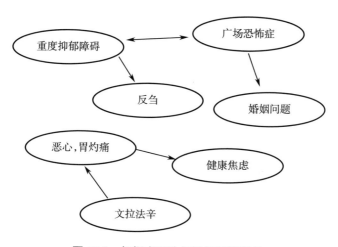

图 13-1　根据宏观分析进行基线评估

"我打算把你的抗抑郁药换成另一种对胃有保护作用的药,它会更好地帮助你。"我选择了米氮平,每天 15mg。"你正在服用的药物(文拉法辛)在停药后可能会引起一些问题"(她确实有一些新的撤药症状,从舍曲林转向文拉法辛时)。"你喜欢快速切换(可能会导致更多问题),还是循序渐进?""请尽快把这些药物从我身体里弄出去。"于是我快速把文拉法辛换成米氮平,没有任何中间步骤,并告知她在前两周可能出现的问题。然而,我又补充说,我开的药最多只会让她好转 50%(我知道是更少,但我试着表达一点乐观情绪)。我在记事本上写了另一个处方"自我治疗"（框 13-1），强调我要求她做的事情会对另外的 50% 起作用。我暂时保留了止吐药和质子泵抑制剂。我要求 Roberta 在一周后给我打电话告诉我进展如何，我为她安排了一个月后的面对面访视。

框 13-1　Roberta 的自我治疗
• 每天早晨独自外出 5~10 分钟。 • 每天下午与丈夫外出散步至少一个半小时。 • 用日记记录做了什么。 • 不要待在家里一动不动。 • 每周探望孙子两次。

宏观分析（图 13-2）反映了我的干预措施，包括适当的药物治疗、解释性治疗和家庭作业暴露。

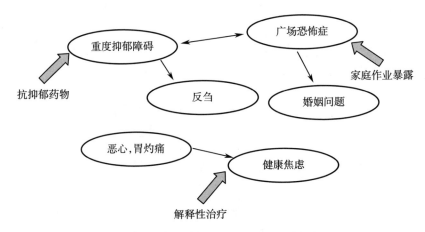

图 13-2　根据宏观分析所制定的治疗目标

一周后 Roberta 打来电话，她确实经历了一些撤药症状，但有强烈的忍耐动力（"我的胃在说谢谢"）。一个月后我再见到她时，她的睡眠、情绪和精力都明显改善，但她大部分时间还是待在家里沉思。她的恶心感和胃灼烧感几乎消失了，她对此非常满意。然后我问她："我们做得很好，但还可以更好。现在有两个选择：一是将米氮平的剂量增加到每天 30mg，另一个是你得更加努力地完成更多的任务。"Roberta 回答："你做到了你的 50%，我肯定；我最多只完成我的 10% 或 20%。现在轮到我了，我必须加倍努力，让我们保持药物的现状，选择第二个处方，我只是需要更好地遵照执行。"我再次强调了自我治疗的重要性，并让 Roberta 知道，如果有需要,我们小组里有一个心理学家可能可以帮助她。"但是,要让我们看看你现在做得怎么样。"又过了一个月,Roberta 各方面都明显改善,她开始和丈夫外出,并计划一次小旅行,去探望孙子。她说:"两种处方都是必要的,其他药物呢?"我回答说:"我想让我们组的一位内科医生同事看看你,然后再做决定。她可能还会检查你的身体总体健康状况"(我知道内科医生的全面体检比我们的安慰更有价值)。"3 个月后见,如果发生什么事,你打电话给我。"她想知道她还要服用多久米氮平。"到时候看看吧。如果你继续进行自我治疗并取得进一步进展,我们可能会停用米氮平。如果疗效降下来,我们甚至可能不得不增加用量。"3 个月后,Roberta 病情进一步好转,米氮平停用(因为剂量低);其他治疗恶心和胃灼痛的药物也停用了。在 4 年的随访中,其状态良好且未再服药。

　　Roberta 的管理包括总共 4 次精神科就诊(每次 45 分钟)和 1 次内科医生会诊。该案例说明了对患者叙述(传记)的关注如何成为患者护理中被忽视的基本方法,以及宏观分析如何帮助制定个性化的治疗计划。其强调了在评估中纳入医源性影响的价值以及心理治疗管理(不是心理治疗)在解释性治疗和家庭作业暴露方面的重要作用。

结论

　　如果我们审视不恰当的抗抑郁药物处方导致的主要健康问题,就会发现几乎没有科学信息来处理关键的临床问题(比如与行为毒性有关的问题),而且更新的药物结果令人非常失望,我们可能会认为这是精神病学最糟糕的时期。目前,精神病学的临床评估被视为一项宝贵的传统,将被生物标记物和神经科学方法所取代[12]。什么时候?十年,二十年后?

　　然而,正如 Dickens 教导我们的那样,这也可能是最好的时代。对医源性因素的充分评估需要复兴精神病理学(对体征和症状的观察、访谈、分类和鉴别诊断),这是临床精神病学的基础但却被忽视的方法[34],这可能会导致对当前与临床现实相冲突的概念模型受到批判性审查。精神科医生在临床实践中使用复杂的临床判断方式,掌握访谈和病史采集技巧,他们随时准备揭示一些尚未消失,而只是被掩埋在不相干的研究和不充分的概念模型之下的精神病理学现象和症状。

　　临床研究的整个领域,比如与药物和心理疗法的医源性影响相关的领域,在很大程度上尚未被探索,这些领域应该成为资助和关注的首选渠道。神经科学方法应用于局限的问题(例如撤药综合征的实际特征)可能提供前所未有的机会,但应该与临床测量工具(例如特定标准)相结合。与精神药理学不同,心理疗法在过去二十年取得了重大进展,如果能确保充足的研究资金,并保证将其完全纳入国家医疗卫生服务体系,可能会取得更大的进展。

精神科医生有潜力从传统上被认为是医学职业中边缘化的角色[35],转变为多学科医学和循证医学重新评估的领导者[2,8],这有利于临床判断[10]。

个性化/精准医疗,即基于基因组学的知识,将每个患者视为生物学个体[36]来对待。然而,实际应用仍有很长的路要走,忽视心理和社会特征实际上可能导致"非人性化"的医学[33,36]。现在,无须等待10~20年,就可以实践一种高效精准的精神病学。为了克服与停用抗抑郁药物相关的问题,我们别无它法,也许本书就是一种最佳的解决之道。

(王红星　刘晓蕾)

参考文献

[1] ENGEL G L. Physician-scientists and scientific physicians. Resolving the humanism-science dichotomy[J]. Am J Med, 1987, 82(1): 107-111.

[2] FAVA G A. The intellectual crisis of psychiatric research[J]. Psychother Psychosom, 2006, 75(4): 202-208.

[3] FEINSTEIN A R. The intellectual crisis in clinical science: medaled models and muddled mettle[J]. Perspect Biol Med, 1987, 30(2): 215-230.

[4] MAJ M. Are psychiatrists an endangered species?[J]. World Psychiatry, 2010, 9(1): 1-2.

[5] FAVA G A, GUIDI J, GRANDI S, et al. The missing link between clinical states and biomarkers in mental disorders[J]. Psychother Psychosom, 2014, 83(3): 136-141.

[6] ENGEL G L. The need for a new medical model: a challenge for biomedicine[J]. Science, 1977, 196(4286): 129-136.

[7] KENDLER K S. Toward a philosophical structure for psychiatry[J]. Am J Psychiatry, 2005, 162(3): 433-440.

[8] FAVA G A, SONINO N. From the lesson of george engel to current knowledge: the biopsychosocial model 40 years later[J]. Psychother Psychosom, 2017, 86(5): 257-259.

[9] FAVA G A. Evidence-based medicine was bound to fail：a report to Alvan Feinstein[J]. J Clin Epidemiol, 2017(84): 3-7.

[10] FAVA G A, RAFANELLI C, TOMBA E. The clinical process in psychiatry：a clinimetric approach[J]. J Clin Psychiatry, 2012, 73(2): 177-184.

[11] THOMBS B, TURNER K A, SHRIER I. Defining and evaluating overdiagnosis in mental health：a meta-research review[J]. Psychother Psychosom, 2019, 88(4): 193-202.

[12] CUTHBERT B N. The RDoC framework：facilitating transition from ICD/DSM to dimensional approaches that integrate neuroscience and psychopathology[J]. World Psychiatry, 2014, 13(1): 28-35.

[13] SIMON G E, VON KORFF M, RUTTER C M, et al. Treatment process and outcomes for managed care patients receiving new antidepressant prescriptions from psychiatrists and primary care physicians[J]. Arch Gen Psychiatry, 2001, 58(4): 395-401.

[14] LIN E H, SIMON G E, KATON W J, et al. Can enhanced acute-phase treatment of depression improve long-term outcomes? A report of randomized trials in primary care [J]. Am J Psychiatry, 1999, 156(4): 643-645.

[15] THOMPSON C, KINMONTH A L, STEVENS L, et al. Effects of a clinical-practice guideline and practice-based education on detection and outcome of depression in primary care：hampshire depression project randomised controlled trial[J]. Lancet, 2000, 355(9199): 185-191.

[16] KATON W, RUTTER C, LUDMAN E J, et al. A randomized trial of relapse prevention of depression in primary care[J]. Arch Gen Psychiatry, 2001, 58(3): 241-247.

[17] LAYARD R. The case for psychological treatment centres[J]. BMJ, 2006, 332 (7548): 1030-1032.

[18] KENDRICK T. Strategies to reduce use of antidepressants[J]. Br J Clin Pharmacol, 2021, 87(1): 23-33.

[19] FAVA G A, RAFANELLI C. Iatrogenic factors in psychopathology[J]. Psychother Psychosom, 2019, 88(3): 129-140.

[20] FAVA G A, TOMBA E. New modalities of assessment and treatment planning in depression：the sequential approach[J]. CNS Drugs, 2010, 24(6): 453-465.

[21] GUIDI J, FAVA G A. The emerging role of euthymia in psychotherapy research and practice[J]. Clin Psychol Rev, 2020(82): 101941.

[22] TINETTI M E, FRIED T. The end of the disease era[J]. Am J Med, 2004, 116(3): 179-185.

[23] FEINSTEIN A R. An analysis of diagnostic reasoning. I：The domains and disorders of clinical macrobiology[J]. Yale J Biol Med, 1973, 46(3): 212-232.

[24] American Psychiatric Association. Practice guideline for the treatment of patients with

major depressive disorder.3th ed［J］. Am J Psychiatry, 2010, 167 (Suppl): 1-118.

［25］RICHARDSON W S, DOSTER L M. Comorbidity and multimorbidity need to be placed in the context of a framework of risk, responsiveness, and vulnerability［J］. J Clin Epidemiol, 2014, 67 (3): 244-246.

［26］MONCRIEFF J, COHEN D. Rethinking models of psychotropic drug action［J］. Psychother Psychosom, 2005, 74 (3): 145-153.

［27］MARKS I M. The maturing of therapy. Some brief psychotherapies help anxiety/ depressive disorders but mechanisms of action are unclear［J］. Br J Psychiatry, 2002 (180): 200-204.

［28］FAVA G A, GUIDI J. The pursuit of euthymia［J］. World Psychiatry, 2020, 19 (1): 40-50.

［29］FAVA G A, COSCI F, SONINO N. Current psychosomatic practice［J］. Psychother Psychosom, 2017, 86 (1): 13-30.

［30］MARKS I. Mental health clinics in the 21st century［J］. Psychother Psychosom, 2009, 78 (3): 133-138.

［31］FEINSTEIN A R, HORWITZ R I. Problems in the "evidence" of "evidence-based medicine"［J］. Am J Med, 1997, 103 (6): 529-535.

［32］FEINSTEIN A R, RUBINSTEIN J F, RAMSHAW W A. Estimating prognosis with the aid of a conversational-mode computer program［J］. Ann Intern Med, 1972, 76 (6): 911-921.

［33］LOBITZ G, ARMSTRONG K, CONCATO J, et al. The Biological and Biographical Basis of Precision Medicine［J］. Psychother Psychosom, 2019, 88 (6): 333-340.

［34］LIPOWSKI Z J. Psychopathology as a science: its scope and tasks［J］. Comprehensive Psychiatry, 1966, 7 (3): 175-182.

［35］SMITH H L. Psychiatry in medicine: intra- or inter- professional relationships?［J］. Am J Sociol, 1957 (63): 285-289.

［36］HORWITZ R I, CULLEN M R, ABELL J, et al. (De)personalized medicine［J］. Science, 2012 (339): 1155-1156.